Wolfgang Schmidbauer

Psychotherapie im Alter

Wolfgang Schmidbauer

Psychotherapie im Alter

Kreuz

Inhalt

Vorwort: Wettlauf mit der Zeit

Ein jegliches hat seine Zeit, und alles Vornehmen unter dem Himmel hat seine Stunde. Geboren werden, sterben, pflanzen, ausrotten, das gepflanzt ist ...

Der Prediger Salomo, 3.,1.2. (nach Luther)

Gibt es auch eine Zeit für Psychotherapie? Seelische Probleme können uns herausfordern oder dazu verleiten, ihnen auszuweichen. »Morgen ist auch noch ein Tag!« Das mag dann dazu führen, dass angesichts vieler verpasster Chancen Resignation um sich greift – früher, ja früher hätte sich das noch gelohnt. Aber jetzt, lohnt sich das auch jetzt noch, kurz vor oder im Rentenalter?

Wer eine Psychotherapie bei einem älteren oder alten Menschen einleitet, ohne sich darüber im Klaren zu sein, dass nicht gelebte Chancen nur zum Teil nachgeholt werden können, wird nicht nur wenig ausrichten. Er weckt auch gefährliche Illusionen.

Auf der anderen Seite können Menschen lernen und sich regenerieren, so lange sie leben. Die Möglichkeiten eines alten Menschen sind anders als die eines jungen, aber nicht ärmer. Ein großes Hindernis für den Schritt in eine Psychotherapie ist der Perfektionismus, durch den ein verletztes Selbstgefühl sozusagen nach einem Verband für seine Wunde sucht.

Damals hätte es sein müssen, jetzt ist es zu spät. Wenn ich den richtigen Zeitpunkt verpasst habe, verdiene ich keine zweite Chance. Es geht mir schlecht, also muss ich wenigstens die Illusion verteidigen, ich könnte mit allem allein fertig werden.

»Das Alter der Kranken spielt bei der Auswahl zur psychoanalytischen Behandlung insofern eine Rolle, als bei Personen nahe an oder über fünfzig Jahren einerseits die Plastizität der seelischen Vorgänge zu fehlen pflegt, auf welche die Therapie rechnet – alte Leute sind nicht mehr erziehbar –, und als andererseits das

Material, welches durchzuarbeiten ist, die Behandlungsdauer ins Unabsehbare verlängert.«[1]

Heute sind die meisten Therapeuten überzeugt, dass diese Einwände Freuds nicht mehr gelten. Die Menschen sind, ebenso wie ihre Umwelt, dynamischer geworden; während zu Freuds Zeiten die Altersklassen noch sehr stabil waren (er wurde 1856 geboren), haben sie sich heute aufgelöst und individualisiert. Der Großvater geht mit dem Enkel mountainbiken; die 60jährige sieht nicht ein, weshalb sie auf Erotik und Reisen verzichten soll und trennt sich von ihrem Partner, der sich in jeder Hinsicht zur Ruhe setzen will.

Karl Abraham hat Freuds These revidiert und von guten Erfolgen der Analysen Älterer berichtet. Später begannen Analytiker wie Grete Bibring, nicht mehr allein die Nachteile, sondern auch die Vorteile des Alters für eine psychotherapeutische Arbeit zu beschreiben: Lebenserfahrung, Reichtum an Erinnerungen, Humor, Distanz – Merkmale, die wir in der Arbeit mit jugendlichen Patienten oft vermissen.

Ein Extrem stellt sicher der Bericht von C.F. Settlage über die psychoanalytische Behandlung einer Frau ab dem 99. Lebensjahr bis zu ihrem Tod im Alter von 104 Jahren dar.[2]

1 S. Freud, Ges.W., V, S.20, Frankfurt 1950
2 Transzendenzerfahrungen im hohen Alter. In: M.Teising (Hg.), Altern: Äußere Realität, innere Wirklichkeit. Opladen 1998.

Einleitung

Baccalaureus:
Gewiss! das Alter ist ein kaltes Fieber,
Im Frost von grillenhafter Not;
Hat Einer dreißig Jahr vorüber,
So ist er schon so gut wie tot.
Am besten wär's, euch zeitig totzuschlagen.
Mephistopheles:
Der Teufel hat hier weiter nichts zu sagen.

Goethe, Faust II

Nach dem Sprichwort heilt die Zeit alle Wunden. Das ist richtig und falsch zugleich. Einerseits ist die Fähigkeit des Menschen wirklich verblüffend, sich nach schwersten Belastungen zu erholen, wenn man ihm die Zeit dazu lässt. Sie wirkt manchmal fast unbegrenzt; das ist jedoch eine Illusion. Denn auf der anderen Seite ist die Beobachtung nicht abzuweisen, dass es Wunden gibt, die nicht heilen, sich manchmal sogar verschlimmern – im körperlichen wie im seelischen Bereich.

Das Sprichwort kommt aus Zeiten, die grausam und gnädig zugleich waren. Von Wunden, welche die Zeit nicht heilte, erlöste der Tod. Wenn in einer vorindustriellen, nur mit traditionellen Heilmitteln versorgten Kultur ein Mensch körperlich oder seelisch aufgibt, kann er sich hinlegen und muss nicht mehr aufstehen. Schlechte Ernährung und mangelnde Belüftung der Atemwege führen dazu, dass er recht schnell eine Entzündung der Lunge erleidet und daran meist auch stirbt.

Heute bringt man ihn in ein Krankenhaus und gibt ihm Penicillin; er wird das Ereignis überleben.

Wenn die Zeit seelische Wunden heilt, müssten alte Menschen psychisch stabiler sein als junge. In gewissem Umfang ist auch das richtig. Viele schwere seelische Erkrankungen, wie die sogenannten »produktiven« Psychosen, in denen die Betroffenen Wahnvorstellungen entwickeln oder Stimmen hören, werden im

9

Alter milder oder heilen ganz. Wer mit seinem beruflichen Ehrgeiz abgeschlossen hat, wird sich viele Ängste und Kränkungen ersparen. Ähnliches gilt für die Sehnsucht nach Erfüllung in Freundschaft und Liebe.

Aber Resignation stabilisiert nicht nur unseren Realitätsbezug, sie führt auch zu einem Mangelzustand. Folgerichtig ist die wesentlichste seelische Erkrankung des Alters die Depression.

Nach einem Medizinerscherz hat jeder Patient das Leiden, welches in der Klinik behandelt wird, in die man ihn bringt. Wer vor der Chirurgie zusammenbricht, hat ein chirurgisches Problem, wer vor der Inneren ohnmächtig wird, ein internistisches Leiden. Das ist wahr genug, um sich daran zu erinnern, dass der Kranke Hilfe wünscht, aber keinen Spezialisten, während der Spezialist naturgemäß darauf achtet, das Problem zu finden (oder herzustellen), auf das seine Kenntnisse zugeschnitten sind.

Eine Spezialisierung auf die Psychotherapie Alternder scheint mir nicht sinnvoll, weil diese keine psychischen Spezialprobleme haben. Wir finden die ganze Palette der »normalen« Störungen, die vom Alter manchmal in der einen oder anderen Weise beeinflusst sind. Das Alter ist eine Erfahrung, die den meisten höheren Organismen gehört, es ist ein ganz allgemeines Thema, es durchtränkt unser Erleben. Sobald während der Adoleszenz die Reflexion über das eigene Ich beginnt, setzt auch das Nachdenken über das Alter ein, häufig in der Gestalt einer pathetischen Unfähigkeit, sich vorzustellen, man könne selbst jemals alt werden. Der Baccalaureus in Goethes »Faust II« steht für diesen Zug in unserem Erleben.

Die seelischen Probleme der Älteren (also der Gruppe zwischen 60 und 75) und der Alten sind so vielgestaltig wie die Menschen, die mit ihnen umgehen müssen. Wer genauer hinsieht, erkennt die Fälschung in einem Ausdruck wie »Altersstarrsinn«. Starrsinn als die Unfähigkeit, von dem als richtig und recht Gewähnten abzuweichen, beginnt bereits im Kindesalter, wie jeder Erzieher weiß, der mit einem Trotzkopf zusammenprallt. Jugendliche und Erwachsene haben ihre starren Seiten. Diese sind kein Altersphänomen. Sie sprechen für eine überforderte seelische Abwehr, wie wir sie vor allem bei Angststörungen und narzisstischen Problemen finden.

Wer altert, beobachtet an sich eine höhere Toleranz und Nachsichtigkeit so oft und so gut wie zunehmende Rigidität. Wenn wir die Neugier und Aufmerksamkeit einer Gruppe reisender Pensionisten in Florenz oder New York mit der passiven Haltung einer Schulklasse auf ihrem Ausflug in ein Museum vergleichen, können wir auch nicht mehr überzeugt sein, dass Jugend per se aufgeschlossen ist, Alter aber in stumpfem Dämmern verstreicht. Wenn in allen Debatten über Arbeitslosigkeit Flexibilität eingeklagt wird, heißt das auch, dass es von dieser postmodernen Tugend immer zu wenig gibt, egal wie alt die Betroffenen sind.

Um den Beitrag der Psychotherapie zu fassen, müssen wir die spezifischen Belastungen älterer und alter Menschen herausarbeiten, dürfen aber auch ihre speziellen Chancen und Entwicklungsmöglichkeiten nicht vergessen. Es geht um die Trennung von den Kindern, den Abschied von der Berufstätigkeit, die Auseinandersetzung mit dem Tod Nahestehender, die Verarbeitung von körperlichen Rückschritten und sexuellen Problemen.

In einer langlebigen Gesellschaft müssen sich viele Menschen zu einer Zeit mit dem Tod der eigenen Eltern auseinandersetzen, in der sie selbst schon alt geworden sind. Umgekehrt gibt es in jedem Verlust auch eine Chance, einen offenen Raum, der neu besetzt werden kann. So stellt der Abschied von beruflichen Verpflichtungen oft gänzlich neue Anforderungen an die Erotik eines Ehepaars, erlaubt die Begegnung mit Enkelkindern eine im Stress der eigenen Elternschaft nicht mögliche Intensität der Beziehung.

Die subjektive Auseinandersetzung mit dem Alter beginnt meist bereits angesichts des 50. Geburtstags, ganz sicher aber angesichts des 60. Die sozialpolitische Grenze wird meist bei 65 Jahren gezogen. Die dreißig und mehr Jahre, die ein Mensch nach dem Überschreiten dieser Altersgrenze in den entwickelten Gesellschaften noch leben kann, sind nicht weniger vielfältig als sein Leben vorher. Sie werden heute in das dritte und vierte Lebensalter bzw. in das »junge« und »alte« Alter unterteilt, wobei der Beginn des »alten« Alters zwischen 75 und 85 Jahren angesetzt wird.

1. »Dafür bin ich zu alt!«

In jedem Kleide werd ich wohl die Pein
des engen Erdenlebens fühlen.
Ich bin zu alt, um nur zu spielen,
zu jung, um ohne Wunsch zu sein.

Goethe, Faust I

In dem Auf und Ab ihrer Stimmungen, angesichts der Schwankungen ihres Selbstvertrauens, ihrer Kräfte und ihrer Zuversicht suchen Menschen Halt bei etwas, das sich messen und zählen lässt. Seit wir unser Geburtsdatum wissen, ist das kalendarische Alter ein solcher Halt. Es sagt uns, wann es »Zeit« ist für etwas – für die erste Liebe, für den Abschluss der Ausbildung, für eine Gehaltserhöhung, für die Rente.

Die Formulierung »dafür bin ich zu alt« mischt subjektive und objektive Gesichtspunkte. So kommt sie einem wichtigen Abwehrmechanismus gegen seelische Veränderungen entgegen: der Rationalisierung. Da kalendarisches Alter unzweifelhaft objektiviert werden kann, sind die mit diesen objektiven Daten verknüpften Aussagen ebenso unangreifbar, sollen es wenigstens sein.

Wenn »zu alt« über einen anderen gesagt wird, ist es in der Regel die Aufforderung zu unscharfem Denken. Bei einem älteren Mitarbeiter muss der Vorgesetzte nicht über eigene Führungsfehler nachdenken, bei einem älteren Schüler der Lehrer nicht über seine pädagogischen Fähigkeiten, der Arzt nicht über die Diagnostik von komplexen Beschwerdebildern – es liegt eben am Alter, wenn der Mitarbeiter Probleme bereitet, der Schüler nicht lernt, der Patient nicht gesund wird.

Junge Erwachsene beginnen eine Therapie oft in der Erwartung, dass diese ihnen hilft, ihr Leben erst einmal zu erfüllen, den Beruf oder die Beziehung zu finden, von dem oder von der sie bisher nur träumten. Sie wünschen sich eine Familie, Kinder, ein eigenes Haus und möchten in der Therapie ihre Möglichkeiten verbessern, solche Vorstellungen zu realisieren.

Bei älteren Menschen ändert sich das. Das geschieht schrittweise und langsam, entspricht keineswegs dem kalendarischen Alter und unterscheidet sich bei Männern und Frauen. Aber insgesamt bewegt sich das Leben auf festere Strukturen zu. Die Angst, etwas nicht zu gewinnen, wird durch Ängste ersetzt, zu verlieren, was man schon gewonnen hat.

Nicht selten sagen ältere Menschen angesichts der Möglichkeit einer Psychotherapie »Dafür bin ich zu alt!«. Manchmal ist der Widerstand in dieser Äußerung relativ leicht zu erkennen.

Eine 50-jährige Reiseleiterin, in ihrem Beruf voller Ideen und sehr beliebt, soll wegen ihrer Asthmaanfälle, hohen Blutdrucks und gelegentlicher Depressionen eine Psychotherapie beginnen. Sie erzählt in den ersten Sitzungen eine traumatische Vorgeschichte: Sie wurde während der Pubertät von einem Freund des Vaters sexuell missbraucht.

Seither hat sie in ihren Liebesbeziehungen viel Pech gehabt. Sie wurde ausgenutzt, ein Partner war Alkoholiker, ein anderer gebunden. Diese Partnerwahlen hängen nach dem ersten Eindruck des Therapeuten (männlich, 61 Jahre alt) mit ihren Selbstgefühlsproblemen zusammen. Seit sie ihre körperlichen Symptome hat, fühlt sie sich zu einer sexuellen Beziehung nicht in der Lage. Inzwischen ist sie für diese Dinge nach ihrem energischen Bekunden »viel zu alt«.

Später entwickelt diese Patientin eine heftige erotische Übertragung und wirft dem Therapeuten vor, er quäle eine alte Frau mit Gefühlen, die nicht in ihr Leben passten. Sie habe bisher gedacht, dass im Alter von 50 Jahren die Sexualität vorläufig, im Alter von 60 Jahren aber definitiv abgeschlossen sei. So habe sie immer für über 60-jährige Männer geschwärmt, weil eine Frau sicher sein könne, von diesen in Ruhe gelassen zu werden. Diese Überzeugung habe der Therapeut zerstört, sie traue jetzt keinem 60-Jährigen mehr über den Weg.

Die Aussage »dafür bin ich zu alt« muss genauer untersucht werden; sie kann einen Reifungsschritt so gut anzeigen wie Widerstände gegen eine Veränderung und depressive Resignation.

Der 45-jährige Angestellte hat bisher achtmal die Stelle gewechselt, weil er nicht in der Lage war, sich in eine Hierarchie einzufügen. Er beharrte beispielsweise darauf, dass seine Leistung jedes Mal eigens ausgewiesen wurde, wenn ein Vorgesetzter sie präsentierte. Da diese Rücksichtnahme in vielen Unternehmen nicht üblich ist, gelang es ihm zuletzt mit Mühe, einen neuen Arbeitsplatz zu finden; er hatte nur dank seiner ausgeprägten und genau in das Anforderungsprofil passenden Qualifikationen eine Chance. Inzwischen hatte er mit einer Psychotherapie begonnen. Als nun auch der neue Chef seine Fähigkeiten »ausnutzte«, ohne ausdrücklich auf ihn hinzuweisen, sagte er nachdenklich: »Ich habe mich diesmal nicht mehr so aufgeregt wie früher. Vielleicht bin ich zu alt dafür, solche Eitelkeiten derart wichtig zu nehmen.«

Die 38-Jährige leidet unter ihrer Einsamkeit. Sie berichtet davon in einer therapeutischen Gruppe. Die Mitglieder machen Vorschläge: Sie könne doch eine Anzeige aufgeben, im Internet suchen oder einfach ein schönes Kleid anziehen und sich an einem Sommertag in ein Straßencafé setzen!

»Dafür bin ich zu alt«, ist die Antwort. »Das kann man vielleicht mit zwanzig machen, aber doch nicht in meinem Alter, da denken doch alle, ›seht die, die hat keinen abgekriegt!‹ Das ertrage ich nicht!«

Im 19. Jahrhundert waren Schaubilder in den Fibeln beliebt, auf denen das menschliche Leben als Stufenpyramide dargestellt war. Auf der linken, aufsteigenden Seite Säugling, Kleinkind, Schulkind, Jungfrau und Jüngling. Braut und Bräutigam krönten das Ganze. Dann der Abstieg: Elternschaft, rüstiges Alter, Greisenalter und Tod.

Heute lösen sich solche Systeme auf. Die Bilder sind individualisiert. Durchtrainierte Pensionisten schlagen ungeübte junge Männer im Sport. Eine 60-Jährige in Hollywood sieht jünger aus als eine 30-Jährige in den Slums. Dennoch haben sich im Hintergrund viele Fantasien erhalten, welche ein dem eigenen Alter »angemessenes« Verhalten nahe legen.

Die gegenwärtige Mischung aus Gültigkeit und Ungültigkeit der Lebensalterrollen befreit die vom Glück Begünstigten und Privilegierten. Aber sie verwirrt auch viele Menschen, die durch keine festen Zuschreibungen mehr gehindert werden, sich lange Zeit »zu jung« zu fühlen, um dann irgendwann zu erkennen, dass sie »zu alt« geworden sind.

Eine 52-Jährige, die mit großem Elan aus ärmsten Verhältnissen in eine akademische Karriere gefunden hat, vereinbart schockiert mit ihrem früheren Therapeuten einen Krisentermin. Sie hat erfahren, dass der Mann, mit dem sie vor sieben Jahren zusammen war, jetzt geheiratet hat, weil ein Kind unterwegs ist.

Damals hat sie auch daran gedacht, schwanger zu werden, war aber nicht überzeugt genug von der Beziehung und wollte noch warten. Sie hat es sogar ein paar Mal darauf ankommen lassen, als sie mit ihm schlief. »Ich habe immer gedacht, es ist noch nicht soweit, es ist irgendwie zu früh, ich bin zu jung. Aber ich habe nie gedacht, dass es irgendwann wirklich zu spät ist!«

Das Thema Wettlauf mit der Zeit ist zu allgemein, um als Oberbegriff für eine Psychotherapie im Alter zu stehen. Wer sich auf einen solchen Kampf einlässt, wird leichter entmutigt als nötig. Was immer möglich ist und gefördert werden sollte, ist das Eintauchen in Zustände der Zeitlosigkeit, die der Emotion und dem Unbewussten immer eigen sind – Angst und Trauer, Wut und Lust fühlen sich nach sechzig Jahren noch an wie eh und je; nur die Strukturen haben sich verändert, in denen sie sich entfalten.

Das Alter der Symptome

Nur in einem Punkt ist das Alter für die Psychotherapie wirklich bedeutsam: als Alter der Probleme, der Symptome, über die jemand berichtet. Für die Erfolgsaussichten einer Behandlung gilt in Medizin und Psychologie ein ähnliches Gesetz: Das Alter der Symptome ist wichtiger als das Alter der Kranken. Wenn ein 25-Jähriger, der seit seinem 14. Lebensjahr Drogen konsumiert, eine Therapie beginnen möchte, ist die Aufgabe für den Therapeuten erheblich schwieriger, sind die Aussichten auf Erfolg düsterer als angesichts eines 66-Jährigen, der seit einem Jahr an Angstzuständen erkrankt ist.

Gegenwärtig haben Frauen und Männer an der Pensionsgrenze noch rund dreißig Jahre vor sich. Diese Spanne wird sich in Zukunft eher verlängern als verkürzen. Die emotionalen Probleme, die sich in diesen Jahren entfalten können, sind vielleicht stürmischer als die der Dekaden vorher; Psychotherapie im Alter weist Parallelen zur Therapie von Heranwachsenden auf. Es geht um neue Strukturen, die gefunden werden müssen, und um den Abschied von Bestätigungen, die in der bisherigen Form nicht mehr funktionieren. Daher ist es auch gar nicht selten, dass in dieser Lebensphase gänzlich neue Symptome auftreten – Ängste, Depressionen, Hypochondrie.

Wiederholung und Neubeginn

Wenn sich das subjektive Zeiterleben im Alter beschleunigt, liegt das nicht zuletzt daran, dass wir Wiederholungen weniger Aufmerksamkeit schenken und sie als Routine in einem Zustand verminderter Aufmerksamkeit erledigen. So erinnern wir uns an eine dreiwöchige Fernreise ausführlicher und intensiver als an zehn Jahre gleichmäßiger Arbeit im Büro.

Angeblich ist die Mitte der erlebten Zeit bereits im Alter von zwanzig Jahren erreicht. Obwohl solche Objektivierungen in einem so subjektiven Erlebnisfeld nicht sonderlich aussagekräftig sind, kennt doch jeder Ältere aus eigenem Erleben, dass Tage und Wochen viel schneller vorbeiziehen.

Was sich in der Kindheit schier unübersehbar dehnte, ist überschaubar; die Sonne steigt zum Frühlings- und Sommerpunkt, dann sinkt sie wieder; die Wege in der Heimatstadt, im vertrauten Urlaubsort sind dieselben. Erinnerungen haben es schwer, sich mit Jahreszahlen zu verbinden. Nur große, einschneidende Ereignisse, ein Todesfall, ein Hauskauf, die Geburt eines Kindes oder eines Enkels ragen aus dem Einerlei.

Das hat für die psychotherapeutische Arbeit mit Alten zwei Folgen. Auf der einen Seite ist es schwerer, sie für eine Behandlung zu motivieren, denn diese bedeutet einen Bruch mit der Routine und konfrontiert mit der eigenen Erstarrung, mit dem Unwillen, sich noch auf neue Situationen einzulassen. Auf der anderen Seite ist es auch schwerer, eine Therapie zu beenden, die als Teil des eigenen Lebens erlebt wird und ein Stück Sicherheit und Lebensqualität bietet.

Nur die kritisch diskutierbare Erfahrung bereichert eine Beziehung. Erfahrung, die sich autoritär verabsolutiert, drückt Selbstgefühlsprobleme aus und kann keinen Beitrag zu ihrer Lösung leisten. Dann wird »Erfahrung« zu Abwehr von Erfahrung, die beispielsweise der ältere Psychotherapiepatient gegen einen jüngeren Therapeuten richtet. »Haben Sie erst einmal meine Lebenserfahrung…« Erfahrung als reine Wiederholung stumpft ab; sie macht buchstäblich dumm. Erfahrung als Verarbeitung von Konflikten, als Schatz von Lösungen, die sich schon einmal bewährt haben, ist von unersetzlichem Wert.

Wer eine Lösung anzubieten hat, wem ein origineller Einfall zufliegt, der wird es nicht für nötig halten, als Quelle seine Erfahrung ins Feld zu führen. Wer hingegen von seiner vieljährigen Erfahrung spricht, als ob er damit Gewicht für seine Aussage gewänne, sagt mehr über seine narzisstische Bedürftigkeit als über sein Thema. Ich erinnere mich an einen Kollegen, der einer Diskussionsbemerkung auf einem Therapeutenkongress die Aussage vorausschickte, er habe in dreißig Jahren klinischer Praxis Erfahrungen mit zehntausend Patienten gesammelt. Dann sagte er einige Banalitäten und setzte sich wieder. Ich dachte im stillen an den Sponti-Spruch: »Esst Scheiße! Millionen Fliegen können sich nicht irren!«

Menschliche Kreativität ist so flüchtig wie erotische Spannung – daher fruchtet es überall wenig, ein Leporello-Verzeichnis über eigene Eroberungen anzulegen. Das Geheimnis bleibt im Dunkeln, das Zählbare wird gezählt. Wenn ein älterer Therapeut auf seine große Erfahrung angesprochen wird, muss er darin ein Ablenkungsmanöver erkennen. Durch die Schmeichelei soll seine Bereitschaft gesteigert werden, ein Abwehrmanöver des Patienten nicht anzutasten.

Wenn ein älterer Patient sich gegenüber einem jüngeren Therapeuten auf seine Erfahrung beruft, signalisiert das einen verborgenen, schambesetzten Mangel im Selbstgefühl. Anscheinend fällt es dem Betroffenen schwer, sich von der Überlegenheit zu verabschieden, die zu Beginn unseres Lebens durch Altersklassen geprägt wird und nie ganz verschwindet.

Natürlich finden wir uns damit ab, dass Jüngere Auszeichnungen erhalten, die uns vorenthalten bleiben. Aber je stärker wir den Eindruck haben, übersehen zu werden, desto ausgeprägter wächst das Empfinden, dass das so nicht in Ordnung sein kann. Wenn ein Älterer den Orden erhält, den ich erwarte, kann ich noch hoffen, ihn in seinem Alter auch zu bekommen. Wird aber ein Jüngerer ausgezeichnet, bin ich zu spät dran und fühle mich entwertet oder bestraft.

Alles, was ein Patient mitbringt, sollte zunächst einmal als Ressource für die Therapie angesehen werden. Freud war das selbstverständlich, es gehörte für ihn zur ärztlichen Haltung, die ein analytisches Vorgehen fundiert. Aber manche übereifrigen Therapeuten sind sehr schnell bereit, einen Widerstand, ein Nicht-Ernstnehmen der Therapie beim ersten Verdacht zu bekämpfen und dadurch womöglich die Gefahren heraufzubeschwören, die sie jetzt schon voreilig zu erkennen meinen.

Wenn der ältere Patient fürchtet, in seinen Erfahrungen, seinem Wissen nicht angenommen und berücksichtigt zu werden, ist es wichtig, diese Angst zu lindern, so gut es geht, ihm Respekt zu bekunden, ihn erzählen zu lassen, sich über die therapeutische Arbeit mit ihm zu beraten und Eskalationen zu vermeiden, wenn er versucht, sich durch Entwertung des »zu jungen« oder »unerfahrenen« Therapeuten aufzuwerten. Ebenso verbreitet sind aber Entwertungen älterer Patienten durch junge Therapeuten, die in einer intensiven Begegnung ihre eigene Verdrängung des Alterns gefährdet sehen.

Je weniger das Rollenmuster in einer Therapie von dem sozial üblichen Vorbild in Erziehung, Belehrung und Führung abweicht, desto weniger wird auch das professionelle Bewusstsein geschärft. Ein Therapeut, der immer nur Personen behandelt, die jünger und weniger qualifiziert sind als er selbst, hat viel weniger Möglichkeiten, in Krisen und Verunsicherungen die eigene professionelle Aufgabe zu entwickeln. Er übt seine Fertigkeiten nicht mehr als ein Steuermann, der nur bei schönem Wetter in Sichtweite der Küste segelt. Erst angesichts älterer Menschen, die einen höheren sozialen Rang haben und mehr wissen als der Therapeut, kann dieser seine Professionalität finden und behaupten. Er kann sich und dem Klienten klar machen, dass es nicht darauf ankommt, Überlegenheit zu beweisen, sondern in unterschiedlichen Rollen zusammenzuarbeiten, dass Rivalität nicht ausagiert, sondern benannt und auf ihre Sinnhaftigkeit geprüft wird.

Eine einerseits bürokratisch kontrollierte, andererseits von einer rasanten technischen Entwicklung geprägte Kultur wie die gegenwärtige Konsumgesellschaft ist in Gefahr, ihre eigenen Wurzeln zu verlieren. Sie idolisiert Fitness und schnelle Anpassung, körperliche Glätte, eine ästhetisierte Erotik und kreiert einen Jugendkult. Damit treten die Möglichkeiten zurück, das Zerrbild des rein biologischen und damit defizitären Alterns im öffentlichen Erleben durch Hochschätzung von Erfahrungsreichtum, Besonnenheit und Weisheit zu ergänzen. Die außerordentliche Langlebigkeit des Menschen hat aber genau diesen Sinn: Es dient der Kultur, wenn es Personen gibt, die im Lebensrückblick viele Moden vergleichen und relativieren können, die selten auftretende Ereignisse bereits kennen und ideologischen Überschwang mäßigen.

Der französische Präsident Aristide Briand antwortete auf die Frage, warum er so viele 80-Jährige in Regierungsämter genommen habe: »Weil es nicht mehr genug 90-Jährige gibt!« (Bibring 1969, S. 278)

2. Der Verlust der Berufstätigkeit

Mephistopheles:
Ich suchte nach verborgen-goldnem Schatze
Und schauerliche Kohlen trug ich fort.
Baccalaureus:
Gesteht nur, Euer Schädel, Eure Glatze
Ist nicht mehr wert als jene hohlen dort?
Mephistopheles (gemütlich):
Du weißt wohl nicht, mein Freund, wie grob du bist?
Baccalaureus:
Im Deutschen lügt man, wenn man höflich ist.

Goethe, Faust II

Freud hat einmal bemerkt (Das Unbehagen in der Kultur, S. 31), dass die Arbeit das beste Mittel ist, um den menschlichen Realitätsbezug zu festigen und uns damit vor Neurosen zu schützen. Ironisch setzte er hinzu, die Beliebtheit der Arbeit entspreche ihren Vorzügen keineswegs.

Diese Dynamik lässt sich in einer psychotherapeutischen Praxis fast jeden Tag bestätigen. Die meisten Menschen erfassen die volle Bedeutung der Arbeit für ihr Selbstgefühl und für ihren Schutz vor Depressionen erst, wenn sie eine Arbeitsmöglichkeit verloren und noch keine neue gefunden haben. Allerdings sollten wir solche Betrachtungsweisen nicht vorschnell verallgemeinern. Befragungen haben gezeigt, dass sich die im mittleren Lebensalter vorherrschende vage Hochschätzung der Pensionierung kurz vor dem tatsächlichen Ereignis erheblich verschlechtert. Kurz nach der Berentung kommt es bei vielen Personen zu einer kurzfristigen Erholung; anschließend aber dominiert eher die Enttäuschung, bis die Einstellung auf die neue Realität vollzogen ist.

Umfrageergebnisse zeigen, dass eine Mehrheit der deutschen Bevölkerung ihre Pensionierung positiv beurteilt. Interessant ist hier ein Unterschied zwischen Männern und Frauen: 76 Prozent der verheirateten Männer, aber nur 45,5 Prozent der Frauen, die mit einem Mann zusammenleben, empfanden die Pensionierung sechs Monate später als Erweiterung ihrer Lebensmöglichkeiten (Niederfranke 1991).

Depressive Krisen im Zusammenhang mit Pensionierung oder Berentung hängen nicht selten damit zusammen, dass die Berufsarbeit zwiespältig erlebt wurde. Der Patient hat schon früher den Bezug seiner Tätigkeit zu seiner Psyche verloren. Er hat nicht nur nach außen behauptet, seine Arbeit sei lästig, und über die Plackerei mit miesen Kollegen, unfähigen Vorgesetzten, unmotivierten Mitarbeitern geklagt. Er hat das auch tatsächlich so erlebt. Was ihn an der Arbeit hielt, war in seinem Erleben die Pflicht, für sich oder seine Familie zu sorgen.

Unzufriedenheit in der Arbeit wird sehr häufig mit der Mühe verknüpft, welche die Arbeit macht. Dann richten sich Aggressionen gegen jene, die sich nicht so viel Mühe machen müssen. In Wahrheit ist es jedoch nicht die Arbeit, die zu anstrengend oder zu wenig sinnhaft ist, sondern es geht um einen Mangel an Anerkennung.

Ein charakteristisches Konfliktfeld ist hier der Haushalt. Ein Mensch, der die beruhigende und das Selbstgefühl stützende Qualität eines geordneten Hauswesens erkannt hat, gewinnt einen seelischen Halt, der Personen in verwahrloster Umgebung fehlt. Während aber der von mir für mich geführte Haushalt eine beruhigende Stabilität entfaltet, wird der gemeinsame Haushalt eine Quelle von Konflikten, in denen die auf angenehme Weise von Stress und Ängsten ablenkende Hausarbeit zum Opfer wird, das ich einem Partner bringe und für das ich Anspruch auf Gegenleistungen habe.

In dieser Situation kommt es zum Streit. Die Partner fühlen sich ausgebeutet und versuchen, diese Situation durch Anklage oder Streik zu verändern. Dadurch wird ihr seelisches Leid jedoch nicht behoben, es verschlimmert sich, weil beispielsweise bei den Streikenden die entlastende Ablenkung durch die Arbeit wegfällt, ohne dass etwas an ihrer Stelle gewonnen wird.

So gibt es Ehen, in denen der Mann die Großeinkäufe macht, die Fahrräder repariert, die Heizung wartet und den Rasen mäht, während die Frau kocht, putzt und wäscht. Beide sind damit zufrieden und fühlen sich wohl. Und es gibt Ehen, in denen sich bei gleicher Arbeitsverteilung die Frau ausgenutzt fühlt und dem Mann vorwirft, er tue nichts für den Haushalt, während der Mann über einen unselbstständigen Putzteufel jammert, der keinen Rasenmäher bedienen und nicht Auto fahren kann.

Nicht die objektive Belastung durch die Arbeit führt hier zum Streit, sondern das Empfinden, ausgenutzt zu werden. Es geht um Haltungen: Einmal ist der Bezug zur Arbeit selbststabilisierend; die Betroffenen genießen die Funktionslust, sie freuen sich, dass sie arbeiten können. Im anderen Fall wird die Arbeitshaltung von außen stabilisiert. Die Betroffenen erwarten Anerkennung und rechnen mit Lob oder anderen Gratifikationen.

Da sich die meisten Menschen nicht genug anerkannt fühlen, ergibt sich eine gefährliche Situation. Wenn Anstrengung ein Maß dafür ist, wie viel ich geleistet habe, bedeutet mehr Anstrengung auch mehr Leistung und mehr Anerkennung. So wird Arbeit subjektiv anstrengend gemacht, wird als Mühe und Qual erlebt, um in der Folge mehr Lohn zu erhalten. Sie muss unge-liebt bleiben, denn nur so wird ein Liebesanspruch erworben – wer seine Arbeit gerne tut, müsste eben darum schon zufrieden sein. »Ich plage mich hier mit dem Haushalt, während du dei-nen Job im Büro genießt!« – »Ich maloche den ganzen Tag, und du jammerst, weil du mit den Kindern zum Spielplatz gehen musst!«

Im Alter kann das zu einer bedrohlichen Situation führen, die nicht zuletzt deshalb so tückisch ist, weil wir ihre Folgen oft erst dann erkennen, wenn es zu spät ist. Wer unbewusst seine Arbeit tut, weil er sich Anerkennung erhofft, wer davon träumt, mehr Mühe sichere ihm auch mehr Anspruch auf Lob, der wird in seinem Arbeitsleben resignieren, sobald er einen stabilen Zu-stand erreicht hat und keine Beförderung, kein Mehr an Aner-kennung mehr zu erwarten ist. Daher wird er versuchen, sich der Arbeit so früh wie möglich zu entledigen, und über seiner Fanta-sie einer grandiosen Entlastung und Befreiung übersehen, was er verliert.

Zur Vorbeugung einer Depression

Für die Depression gilt, was Macchiavelli für die Politik zitiert hat: Solange ein Leiden gut heilbar ist, ist es schwer zu erkennen; lässt es sich aber nicht mehr übersehen, ist die Heilung oft nicht mehr möglich. Wenn jemand seine Ehe oder seine Karriere zer-stört, weil sie seine hohen Ansprüche nicht befriedigten, ist es nachher nicht leicht, ihn für eine Zukunft als Trümmersortierer zu gewinnen.

In ihrem Buch »Karrierestrategien für Frauen – Lust auf Er-folg« hat sich Dorothee Echter auch mit dem Ausstieg aus dem Beruf befasst (das ist gewiss ein weiblicher Gedanke in einer Dar-stellung über Karrierestrategien; ich kann mir ein solches Kapitel im Text eines männlichen Autors nicht recht vorstellen). Sie ver-gleicht diese Phase mit dem Einstieg in den Beruf. Wie es schon während des Studiums sinnvoll ist, Kontakt zu Unternehmen, zum Arbeitsleben aufzubauen, so ist es jetzt wichtig, Kontakt zur neuen Lebensphase anzuknüpfen, Visionen, Träume und Ziele für sie zu entwickeln, den Ausstieg zu erproben, etwa durch lange Urlaube, und ihn so weit wie möglich selbst zu bestimmen.

Solange jemand sein eigenes Leben demontiert, wird er sich schwer tun, Hilfe anzunehmen. Er fühlt sich schließlich auf dem Weg zu neuen, besseren Ufern. Daher ist es so schwierig, der Depression vorzubeugen; ist sie erst einmal ausgebrochen, hat sie bereits einen großen Teil der Energien verzehrt, die nötig wären, um bald einen Ausweg zu finden. Jetzt müssen sich die erschöpften Regenerationsprozesse erst wieder stabilisieren.

Gute Selbstbeobachter wissen zeitlebens, wie viel Kindliches in jedem Erwachsenen steckt; sie wissen auch, dass nicht die Unterdrückung, sondern die Integration dieser kindlichen Merkmale das charakterisiert, was wir seelische Reife nennen. Depressionsgefährdete können diese kindlichen Wünsche und kindlichen Ängste nicht integrieren und liebevoll mit ihnen umgehen. Sie wollen sie ausrotten, um endlich ihren Ansprüchen an Perfektion gerecht zu werden, sie wollen rastlos, durch Drogen stimuliert, durch Verleugnungen ihrer Erholungsbedürfnisse bei der Stange gehalten, ein ideales Ziel erreichen.

Wenn ihnen dann die Kraft ausgeht, bevorzugen die Betroffenen ebenso wie ihre Umwelt häufig die »biologische« Theorie der Depression, wonach es sich um einen aus unbekannten, inneren (endogenen) Ursachen auftretenden Mangel an wichtigen Stoffen im Gehirn handle. Angesichts der Schuldgefühle und Strafbedürfnisse, die nach dem Zusammenbruch einer perfektionistischen Abwehr auftreten, ist diese »naturwissenschaftliche« Theorie eine entlastende Hilfskonstruktion. Sie befreit von quälenden Fragen nach eigenem Versagen, nach Lebensfehlern, wo doch gerade der Leistungsanspruch die Wurzel des Übels, der Anlass der Austreibung der Kindlichkeit ist.

Aber es wäre voreilig, die Gültigkeit dieser mit biologischen oder genetischen Metaphern operierenden Erklärungen zu überschätzen. Wie viel wissenschaftliche Reputation hätten diese Modelle der depressiven Erkrankungen, wenn nicht mit ihrer Hilfe Psychopharmaka verkauft werden könnten? Nur so lässt sich die Pseudokausalität erklären, die in vielen Forschungsansätzen steckt: Wenn Depressive Stoffwechselauffälligkeiten aufweisen, besagt das schließlich nicht, dass diese Auffälligkeiten die Ursache der Depression sind; sie können auch ihre Folge sein. Die Depression ist eine typische Krankheit von Leistungsgesellschaften; in afrikanischen Dörfern kommt sie nicht vor.

Die perfektionistische Abwehr eines traumatischen Kerns ist in einer Leistungsgesellschaft sozial erwünscht und zunächst auch erfolgreich. Daher sind die Patienten, so lange sie Kraft haben und ihre Abwehr »steht«, die Stützen und Helfer der anderen; sie sind tüchtiger als der Durchschnitt. Umso rätselhafter wirkt der Ausbruch ihres Leidens.

Die Aussichten, eine Depression rechtzeitig zu erkennen und eine Behandlungsstrategie zu entwickeln, sind also denkbar schlecht – bei Männern übrigens noch einmal erheblich schlechter als bei Frauen. Frauen erkranken oft nach einer Liebesbeziehung, die an ihren perfektionistischen Ansprüchen gescheitert ist; sie wollen verstehen, wie es dazu kam, und können so ihr Leistungs- und Lebensmodell noch zu einer Zeit kritisch überprüfen, in der sie noch viele Ressourcen haben, sich neu zu positionieren.

Männer hingegen neigen dazu, ihren Perfektionismus auf ihre berufliche Arbeit zu richten. Solange das funktioniert, wünschen sie sich daneben allenfalls Abschalten, Ausspannen, aber keine neue und andersartige geistige Anstrengung, welche sie zwingt, sich mit ihrem Verlust an Regenerationsmöglichkeiten in Spiel, Traum, Kreativität und Fantasie auseinander zu setzen.

Dadurch verlieren solche Perfektionisten die inneren Warnsysteme, die uns vor psychosomatischen Erkrankungen schützen. Sie verlieren schließlich auch die Bestätigung durch ihre Arbeit. Wer perfektionistische Ideale verwirklichen möchte, der erlebt einen gekonnt ausgeübten Beruf als banale Routine, nicht als Schutz vor Leere und Langeweile. Er entwertet ihn als »Beschäftigungstherapie«, statt dankbar zu sein für eine Ablenkung von den Gefahren einer allzu heftigen Sinnfrage. Weil er nicht noch mehr verdienen, noch mehr Prestige anhäufen kann, schätzt er seine Arbeit nicht und lässt sie bei erster Gelegenheit im Stich.

Die folgende Szene aus einer Gruppentherapie mit einer älteren Schauspielerin (Ellen) zeigt die Dynamik der perfektionistischen Verleugnung ebenso wie die der Depression. Wer die mit seiner Arbeit verknüpften kindlichen Wünsche nicht erkennt und annimmt, sondern bekämpft, um eigenen Idealansprüchen gerecht zu werden, kann auch nicht angemessen seine Fähigkeiten zur Schau stellen und um Anerkennung bitten. Die Anerkennung muss ihm zufallen, sie muss so reichlich sein, dass er sie eher verlegen abwehren als nach ihr hungern kann. Kinder sind stolz auf das, was sie tun, und wollen es möglichst vielen zeigen. Beschämte, gekränkte, entwertete und entmutigte Kinder werden zu Perfektionisten. Sie wollen sich unangreifbar machen.

Ellen hatte eine sehr schlechte Beziehung zu ihrer Mutter, die ihr den Bruder vorzog. Sie wiederholte Teile dieser Beziehung in ihrer Ehe und auch in ihrer Analyse; in beiden Fällen idealisiert sie bewusst Partner, von denen sie dann sozusagen versehentlich Einzelheiten erzählt, die diese beim Hörer in einem durchaus zweifelhaften Licht erscheinen lassen. Sobald aber jemand ein Stück Aggression darin zu erkennen meint, eilt Ellen herbei, um die indirekt Angegriffenen zu entlasten.

Mitbringsel

In der Donnerstagsgruppe sind zur Zeit die Mitbringsel ein Thema. Wer kann, wer will, wer fürchtet sich, der Gruppe etwas zu zeigen? Angestoßen hat die Diskussion die 72-jährige Ellen, die nach einer langen Einzelanalyse in die Gruppe kam. Sie sagte, in dieser großartigen Analyse sei alles in ihrem Leben wunderbar bearbeitet worden mit einer winzigen, unwichtigen Ausnahme: ihren Aggressionen. Sie habe einfach nicht anders gekonnt, als die Analytikerin immer zu bewundern und zu verehren; auch diese habe ihr gesagt, sie sei eine ihrer liebsten Klientinnen.

Ellen hat mir in der Gruppe anfangs Fachfragen in analytischem Jargon gestellt. Es schien mir wie das szenische Angebot, wie noble Eltern in gepflegtem Französisch über erhabene Themen zu sprechen, von denen die Kinder und die Dienstboten am Tisch keine Ahnung haben. Als ich sie freundlich darauf hinwies, die Gruppe sei hier wichtiger als das Fachgespräch mit dem Leiter, bemühte sie sich um die Mitglieder und konnte allmählich einen herzlichen Kontakt zur Gruppe aufbauen, obwohl sie immer noch sehr scheu ist und nie die Gruppenmitglieder begleitet, die anschließend zusammen »beim Italiener« sitzen. Sie behauptet, sie könne ihren Hund, das arme Tier, nicht zu lange allein lassen.

Vor einigen Wochen hat Carola davon erzählt, dass sie lange Zeit über einem Prospekt gesessen ist, mit dem sie Kunden werben will, um sich endlich als Innenarchitektin selbstständig zu machen: »Traumräume – Raumträume«. Da ich ihre Scheu errate, für sich zu werben, frage ich sie, ob sie daran gedacht hat, ihr Werk den Gruppenmitgliedern zu zeigen, es vielleicht zu verteilen, wer weiß, vielleicht findet sie auf diese Weise einen Kunden (und so denke ich: auf jeden Fall kann sie sich ein wenig mit ihren Ängsten auseinander setzen, zu zeigen, was sie ist und was sie kann).

Ellen: »Ich denke die ganze Zeit, ich möchte vor euch angeben, und das ist schlecht, sehr schlecht. Ich wollte euch etwas von früher zeigen, als ich eine bekannte Schauspielerin war und an ersten Häusern gespielt habe. Ich finde das ganz verrückt, das würde ich nie tun, das interessiert doch keinen, diese alten Bilder.«

Carola: »Ich kann mir nicht vorstellen, dass so ein langweiliger Prospekt über Innenarchitektur hier jemanden interessiert.«

Leiter: »Was hat es zu bedeuten, dass Carola und Ellen diese Fragen nicht an die Gruppe richten, sondern im Voraus wissen, dass ihre Bilder oder Texte nicht interessant sind?«

Carola: »Also gut, Gruppe, ich frage dich: Würde euch dieser Prospekt interessieren?«

Verschiedene Stimmen: »Natürlich, was denkst du, bring ihn mit, möchte ihn sehen …«

Ellen: »Ich fände deinen Prospekt sehr wichtig. Das ist doch etwas, was deine Zukunft mitbestimmt, ganz anders als meine ollen Kamellen!«

Carola: »Na gut, ich bring ihn mit, wenn du deine Bilder mitbringst!«

Ellen, schockiert: »Auf keinen Fall. Da würde ich mich schämen. Das wäre aufdringlich.«

Die Gruppe protestiert. »Das wird ein Austausch Zug um Zug, wie der von Spionen im kalten Krieg auf der Glienicker Brücke«, sage ich.

Carola hat ihren Prospekt mitgebracht, einen einzigen, den sie herumgehen lässt. Es wäre doch aufdringlich, mehrere davon zu

*verteilen und die Gruppe als Werbeträger einzuspannen! Ellen
ist mit leeren Händen gekommen. Carola fordert sie noch einmal
auf, wie ein Kind, das selbst eine bittere Pille geschluckt hat und
an diesem zweifelhaften Genuss unbedingt ein Geschwister teilhaben lassen will.*

*In der nächsten Sitzung hat Ellen die Bilder in ihrer Tasche.
»Ich habe die ganze Nacht kaum geschlafen, und ich muss sie
jetzt losbringen, sonst trau ich mich das nie wieder«, sagt sie. An
mich gewandt: »Was ist das nur für eine Angst, mich zu zeigen?
Ich habe nur ganz wenige schöne Bilder. Die meisten hat mein
geschiedener Mann. Der hat sie gesammelt und nicht wieder
herausgerückt. Ich habe nur ein paar gefunden, Zeitungsfetzen
in irgendwelchen alten Büchern und Postkarten.«*

Leistung und Konsum

Die moderne Gesellschaft beruht auf mobilen Individuen, die
sich selbst verwirklichen oder das zumindest von sich glauben.
Das heißt für das Alter, dass es schwieriger und leichter in einem
geworden ist. Leichter, weil es weniger Festlegungen gibt und
viel mehr Möglichkeiten, durch vertieftes Wissen über körperliche Hygiene und die Vorbeugung von Altersleiden bis ins Greisenalter fit zu bleiben – vorausgesetzt, man hat dazu die notwen-
digen materiellen und seelischen Ressourcen.

Denn hier kommen die Nachteile der Konsumgesellschaft ins
Spiel. Sie ist jugend- und leistungsfixiert, das heißt, dass die
Hochschätzung von Altersmilde und Altersweisheit, die manche
(keineswegs alle) traditionellen Kulturen auszeichnet, nur als
nostalgischer Traum existiert. Zudem ist diese Gesellschaft sehr
auf Bedürfnisbefriedigung hin dynamisiert. Dadurch verlieren
Menschen, die lieber in einem festen, übersichtlichen Rahmen
leben und das Vertraute schätzen, an Wert. Personalchefs führen
das Wort Flexibilität im Munde, als sei es inzwischen die kost-
barste aller Sekundärtugenden, weit vor Verlässlichkeit, Pünkt-
lichkeit und Sparsamkeit.

Wer in einer traditionellen Gesellschaft ein Handwerksmei-
ster, ein Bauer oder ein Edelmann war, blieb das, so lange er

lebte, es sei denn, er geriet in eine soziale Katastrophe. Dieser Schutz für unser Selbstgefühl und unsere Identität ist heute verschwunden. Wir sind, als was wir uns vernetzen. Wie unsere Umwelt uns definiert, wie wir unsere berufliche Zukunft gestalten, das kann sich von heute auf morgen in einer dramatischen Weise ändern.

Noch vor zwanzig Jahren prägten Großbetriebe wie Siemens in München oder Hoechst in Frankfurt ganze Generationen. Wer einmal in einer solchen Firma war, fühlte sich sicher, als sei er Beamter. Heute haben sich solche Verlässlichkeiten selbst bei der Post und bei der Bahn komplett aufgelöst. Gleichzeitig wird das soziale Netz fadenscheinig.

Wer über 50 Jahre alt ist und arbeitslos wird, muss sich auf ein Leben einstellen, in dem alle Sicherheiten schwinden, mit denen er als Zwanzigjähriger seine berufliche Perspektive aufbaute. Damals hat er für alle Fälle etwas gespart, um notfalls sein Arbeitslosengeld aufzubessern. Heute bereut er es, weil ihm sein Erspartes auf die Sozialhilfe angerechnet wird, die inzwischen die einzige Auffangstation der Menschen wird, welche keinen Arbeitsplatz mehr finden.

Immer mehr Menschen stürzen binnen weniger Jahre von einem Gehalt, das ihnen alle Annehmlichkeiten der Konsumgesellschaft sicherte, wie an einem Bungee-Seil in die Verarmung. Sie kommen in letzter Minute, dicht über dem Abgrund, zum Stillstand, finden sich in der Gruppe der Sozialhilfeempfänger, zu denen jemals zu gehören ihnen zu Beginn ihres Arbeitslebens ganz und gar nicht denkbar war.

Natürlich leben wir alle, verglichen mit den Zuständen in einem indischen Dorf oder einem brasilianischen Slum, in Luxus und Sicherheit. Aber für unser Selbstgefühl sind solche Vergleiche nicht hilfreich. Wer in einem Armutsviertel aufwächst, gewinnt eine seelische Einstellung, die ihm Freude über jeden Extrabissen und jede ergatterte Münze beschert. Wer aber in einer Leistungsgesellschaft heranwächst, definiert sich durch das, was er im Vergleich zu anderen leistet und sich leisten kann. Und wenn er in beiden Feldern beraubt und entwertet wird, ergibt das einen Nährboden für Depressionen, wie man ihn sich ärger schwer vorstellen kann.

Depressionsgefährdete können eine ambivalente Situation nicht in ihrer vollen Bedeutung wahrnehmen. Sie handeln erst und erleben später. Wichtig ist dann ein angemessener Umgang mit Grenze und Aggression beim Helfer. Er darf keiner Auseinandersetzung aus dem Weg gehen, denn häufig entlastet es Depressive, wenn sie streiten können und einen Partner finden, der sie trotz ihres elenden Zustandes so ernst nimmt, dass er mit ihnen streitet. Was unbedingt zu vermeiden ist, sind Entwertungen und jene billigen Konfrontationen, in denen Autoaggressionen besserwisserisch widersprochen wird. »Sie können sich hier im Wohlstand Europas den Luxus einer Depression leisten, denken Sie mal darüber nach, wie es ist, in Indien alt zu werden oder in Afrika!«

Während ein Gesunder in der Begegnung mit den armen, aber auch weniger depressiven Kulturen der Tropen durchaus Distanz zu seinen narzisstischen Problemen finden und innerlich gelassener von einer Reise nach Brasilien oder Indien zurückkehren kann, sind solche Vorhaltungen für den Depressiven nur eine weitere Kränkung. Sie sind vielleicht besser, als sich ganz von ihm zurückzuziehen, ihn pseudotaktvoll und dahinter hoch aggressiv seinem Schicksal zu überlassen. Aber sie sind nicht hilfreich, weil sie nicht das überlastete Ich stützen, sondern versuchen, das Problem durch Normierung zu erledigen – und an Normierungen hat der Depressive meist schon genug zu schleppen.

Wer interessiert und geduldig mit einem Depressiven spricht, findet immer Bereiche, in denen die Bedrückung etwas geringer ist und das Ich Spielräume hat. Sie werden vom Depressiven entwertet, weil es ihn ja nicht – gemessen an seinem Anspruch – weniger depressiv macht, wenn er wieder beginnt zu joggen, Rad zu fahren, ein altes Auto zu reparieren oder seinen Garten umzugraben. Aber wenn der Therapeut entschlossen dabei bleibt, dass es nicht angeht, auf ein Ende der Depression durch die Therapie zu warten, ist schon viel gewonnen. Der Patient darf nicht passiv auf Besserung hoffen, um erst dann handlungsfähig zu werden.

Er muss lernen, trotz der Depression zu handeln, etwas zu tun, was ein wenig entlastet, was früher Freude gemacht hat, dann wird er ein Stück Zukunft zurückerobern. Parallel dazu wird ihn die Therapie bewegen, die Geschichte der Depression zu rekonstruieren. Woher kommt es, dass dem Kranken ein Stück Lebenszuversicht nach dem anderen abhanden gekommen ist? Wo sind die seelischen Verletzungen, aus denen sich dann die illusionären Ansprüche, die moralischen Überempfindlichkeiten ergeben haben? Kann sich der Depressive nicht ein wenig mehr erlauben, sich auch über andere zu ärgern, nicht nur über sich selbst? Wann und wie ist ihm sein Humor abhanden gekommen?

Wir alle können schließlich die Niederlagen des Lebens nur dann verarbeiten, wenn sie unseren Humor wecken und wachsen lassen. Andernfalls werden wir früher oder später erstarren, manchmal auch, vor allem, wenn wir als Kinder tiefer verletzt worden sind, in Rachsucht oder Depression enden.

3. Die Psychotherapie nach einer Psychotherapie

Die Frage nach dem Zweck des menschlichen Lebens ist ungezählte Male gestellt worden; sie hat noch nie eine befriedigende Antwort gefunden, lässt eine solche vielleicht überhaupt nicht zu. Manche Fragesteller haben hinzugefügt: wenn sich ergeben sollte, dass das Leben keinen Zweck hat, dann würde es jeden Wert für sie verlieren. Aber diese Drohung ändert nichts. Es scheint vielmehr, dass man ein Recht hat, die Frage abzulehnen. Ihre Voraussetzung scheint jene menschliche Überhebung, von der wir so viele andere Äußerungen bereits kennen.

Sigmund Freud, Unbehagen in der Kultur

Bereits als die heute Älteren noch jung waren, verlor eine psychotherapeutische Behandlung schrittweise das Odium der Ausnahme, der Verrücktheit. Sie wurde ein selbstverständlicher Teil des sozial legitimierten, von den Krankenkassen finanzierten Umgangs mit psychischen Störungen. Das heißt nicht, dass es keine Vorurteile mehr gibt. Aber es gibt auch starke Strömungen gegen solche Einwände, es gibt immer mehr Prominente, die unbefangen über eine Psychotherapie reden. Bill Clinton war der erste amerikanische Präsident, der zugab, psychologische Hilfe beansprucht zu haben; das wäre bei seinen Vorgängern noch undenkbar gewesen. Zur Zeit von Präsident Nixon wurden Kandidaten noch dadurch unmöglich gemacht, dass ihnen eine solche Behandlung nachgewiesen werden konnte.

So kommen immer öfter Menschen in eine zweite Behandlung. Sie wünschen sich eine Psychotherapie nach der Psychotherapie. Die Vorbehandlungen erfordern besondere Aufmerksamkeit und stellen die Fähigkeit des Therapeuten auf die Probe, eigene Kränkungen zu erkennen und sie nicht in Handlungen umzusetzen. Weil sich in jeder gründlichen Therapie eine intensive Beziehung zum Therapeuten ergibt, erleben es manche Patienten als Undank, Verrat oder Versagen, wenn nach einer ersten eine zweite Behandlung notwendig wird. Sie zögern, zu dem früheren Therapeuten zurückzukehren, haben aber auch Schwierigkeiten, sich einem neuen zu öffnen, vor allem, wenn es darum ginge, über ihre Unzufriedenheit in der früheren Behandlung zu sprechen. Oder aber sie entwerten die erste Therapie vollständig, unterstellen dem Therapeuten die ärgsten Fehler und erzeugen dadurch ein angespanntes Klima in der Folgetherapie.

Manche Fachleute schlagen vor, das Konzept der einmaligen und dann auch definitiven Psychotherapie gänzlich aufzugeben und psychotherapeutische Hilfestellungen »on demand« anzubieten (Schmidbauer 2005). Behandlungen werden dann nicht endgültig, sondern vorläufig abgeschlossen; das erleichtert später die Rückkehr.

Man ist um einen bewährten Anwalt oder Zahnarzt froh und kann die Unübersichtlichkeit der Welt reduzieren, indem man ihn aufsucht, sobald die eigene Krisenbewältigung überfordert ist. Vielleicht wäre es sogar sehr sinnvoll, ähnlich wie beim

Zahnarzt auch beim Psychotherapeuten zweimal im Jahr einen prophylaktischen Termin zu nehmen, um herauszufinden, ob sich größere Probleme ankündigen oder nicht. Unsere europäische Medizin hat sich weit von dem chinesischen Ideal entfernt, dem Arzt nur dann ein Honorar zu bezahlen, wenn in diesem Jahr keine Krankheit aufgetreten ist.

Je älter ein Patient ist, desto mehr Erfahrungen hat er auch mit Helfern gemacht, desto eher ist er geneigt, den Therapeuten, mit dem er gerade zu tun hat, durch idealisierendes Lob eines anderen Therapeuten unter Druck zu setzen oder heimlich zu entwerten. In der Einzeltherapie ist es dann wichtig, sich nicht provozieren zu lassen; in einer Gruppentherapie erleichtert die Vielzahl der Stimmen das Urteil über die Folgen des Lobes der Abwesenden für das Selbstgefühl der Anwesenden.

»Sie müssen eine Therapie machen...«

Eine Klientin, die schon lange zur Analyse zu mir kommt und gute Fortschritte gemacht hat, kommt in eine Stunde: »*Heute muss ich Ihnen eine komische Geschichte erzählen. Ich habe seit einigen Tagen Probleme mit der Halswirbelsäule, ist für Musiker – für die Geiger – ein typisches Leiden. Also bin ich zu meinem Orthopäden gegangen. Der alte Doktor war nicht da, er teilt die Praxis jetzt mit einem jungen. Der hat mich untersucht und was von Verspannungen gesagt, hat mir eine Spritze gegeben und Krankengymnastik aufgeschrieben, und dann hat er angefangen, mich nach Stress zu fragen und nach meinem Liebesleben, und schließlich hat er gesagt, ich sollte eine Psychotherapie machen. Solche Verspannungen seien seelisch bedingt. Ich hab' nicht gewusst, soll ich ihm ins Gesicht lachen oder soll ich mich ärgern. Ich hab ihm dann für seinen guten Rat gedankt und bin gegangen.*«

Eine Borderline-Kranke, die von ihrer Therapeutin seit Jahren begleitet wird und sich beruflich gefestigt hat, wird bei einer Konsultation von einer Ärztin aufgefordert, doch eine Psychotherapie zu machen. Sie kommt verstört zu ihrer Therapeutin. »*Muss ich jetzt sagen, dass ich schon in Therapie bin, seit vier*

Jahren? Ich will nicht, dass sie das weiß. Was hat die Therapie geholfen, wenn diese Ärztin beim ersten Gespräch merkt, dass etwas mit mir nicht stimmt?«

Eine angehende Supervisorin berichtet über ihren ersten Fall: eine Mitarbeiterin eines sozialpädagogischen Teams hat Probleme mit dem Gruppenleiter.»In der vierten Sitzung hat sie mir dann erzählt, dass sie als Kind sexuell missbraucht worden ist und deshalb mit diesem Vorgesetzten nicht umgehen kann, der zweifelhafte Witze reißt. Da habe ich ihr gesagt, dass das mit dem sexuellen Missbrauch kein Problem für eine Supervision ist und sie eine Therapie machen sollte. Sie ist dann ganz still geworden und hat mich ein paar Tage später angerufen. Sie hat den Eindruck, dass ihr die Supervision nichts bringt, und sie will sie lieber beenden.«

Wenn für mich die Lösung eines Klientenproblems auf dem Tisch zu liegen scheint, ist immer große Vorsicht angebracht. Mit meinem Ratschlag tue ich so, als sei der Klient ein Mensch, dessen Einsicht in Problemlösungen tief unter der meinigen liegt. Davon darf ich aber nicht ausgehen, denn selbst wenn ich klüger sein sollte als er, bin ich doch auch weit weniger gründlich mit dem Problem vertraut und längst nicht so leidenschaftlich interessiert, es zu beheben.

Ein sachkundiger Orthopäde wird sich so intensiv mit der schmerzenden Schulter beschäftigen, dass er keinen Raum für die Fragen nach Stressbelastung und Sexualleben hat – er wird allenfalls auf solche Inhalte reagieren, wenn sie ihm angeboten werden. Eine begeisterte Supervisorin wird versuchen, die professionelle Bedeutung einer privaten Belastung herauszuarbeiten und nicht daran gehen, die Klientin in eine Therapie zu schicken.

Der durchschnittlich gebildete Mitteleuropäer weiß um die Möglichkeiten der Psychotherapie und muss daher nicht über sie informiert werden. Wenn es gar nicht anders geht, sollte der Ratschläger wenigstens neutral bleiben und mit Formulierungen wie »wann haben Sie zum ersten Mal an eine Psychotherapie gedacht?« das Terrain sondieren.

Ratschläge sind problematisch, wenn sie naive Idealisierungen transportieren – das Bild einer Person vom guten, richtigen, normalen Funktionieren, welches das Selbstgefühl Beratener schwächt, die trotz ihres Bemühens dazu eben gerade nicht in der Lage sind. Solange uns ein Freund mit seiner Schilderung von Leiden unterhält, unser Mitgefühl und unsere Sympathie weckt, hören wir ihm zu. Wenn es uns zu viel wird, sagen wir ihm, was er gewiss weiß: dass er doch zum Arzt gehen sollte! Meist versteht er und wechselt das Thema; manchmal schlägt er zurück und bringt uns mit Fragen nach dem richtigen und Klagen über die vielen falschen Ärzte zur Verzweiflung.

Dem Rollstuhlfahrer zu empfehlen, ob er es nicht einmal mit Gehen probieren will, ist als Taktlosigkeit schnell zu erkennen. Angesichts der schwerer wahrnehmbaren psychischen Hemmungen und Einschränkungen bemerken die Opfer eine Taktlosigkeit erst dann, wenn sie nach dem »ärztlichen« oder »psychotherapeutischen« Gespräch verletzt und verstört nach Hause gehen. Der helfende Beruf verlockt dazu, eigene narzisstische Probleme an die Klienten zu delegieren. Das merken die Helfer oft selbst nicht, sie denken, dass sie etwas Gutes tun, und sind doch Opfer ihrer primitiven Idealisierungen – die Ärzte, welche ihre Patienten mit unüberlegten und voreiligen Verdachtsdiagnosen traktieren, die Psychotherapeuten, welche eine Stunde mit einer »tiefen« Deutung abschließen, die den Kranken für immer verscheucht – »Ich fühle mich von Ihnen kastriert«, »schwere Beziehungsstörung!«

Ohne Gefahr im Verzug schwerwiegende Diagnosen auszusprechen, ist ein psychologischer Kunstfehler, aber sehr beliebt, weil dadurch die Umsätze der Apparatemedizin ebenso wie das Selbstgefühl der Mediziner gesteigert werden können.

Eine kurzsichtige 50-Jährige, die seit ihrer Kindheit an einer Augenmuskelschwäche leidet und leicht schielt, konsultiert einen Augenarzt, weil sich ihr Sehvermögen verschlechtert hat.

Dieser kommt nicht weiter; er kann eigentlich nichts für die Kranke tun. Ihre Behinderung ist für eine Operation oder eine orthoptische Behandlung zu gering. In dieser Situation erschreckt er sie mit einer Verdachtsdiagnose auf einen Gehirntu-

mor und veranlasst aufwändige neurologische Untersuchungen, unter anderem eine Kernspintomographie. Diese bleiben ergebnislos. Die Kranke hat sich vier Wochen geängstigt. Der Arzt hat das Empfinden, ihr etwas Gutes getan, alle Möglichkeiten bedacht zu haben.

4. Ehe- und Sexualtherapie Alternder

Es gibt auch die magische Vorstellung, dass Altsein eine Art ansteckende Krankheit sei, der man
sich durch Distanzierung entziehen könne. Aus der
Mythologie kennen wir das Motiv des verbotenen
Blicks (Orpheus und Eurydike, Lots Weib, Herzog
Blaubarts Kammer), der immer Tod und Untergang
bringt. Das Verbot, in Richtung Altsein und Tod zu
blicken, ist im aktuellen Jugendkult wirksam und
führt zum Tabu des Altseins, zu einer spezifischen
Unfähigkeit zu trauern.

Helmut Luft

Wer mit Jugendlichen und jungen Erwachsenen über die Sexualität ihrer 45-jährigen Eltern spricht, erntet häufig ungläubiges Staunen. Diese Menschen, hoch in den Vierzigern, sollen noch ein Sexualleben haben? Unvorstellbar, geradezu widerwärtig.

Die 30-jährige K., eine hochintelligente, aber selbstunsichere und von sozialen Ängsten beeinträchtigte Lehrerin, kommt wegen nervöser Blasenbeschwerden in die Therapie. Während der analytischen Arbeit behauptet sie einmal, ihre Eltern hätten nach der Geburt ihres jüngeren Bruders kein Sexualleben mehr gehabt. Darauf hingewiesen, dass diese Vorstellung doch eine typische kindliche Fantasie sei, (»meine Eltern haben zweimal miteinander geschlafen, da wir zwei Geschwister sind«), erinnert sie sich plötzlich daran, dass sie beim Stöbern im Schlafzimmer der Eltern im Nachtkästchen Kondome gefunden hatte, diese Tatsache aber verdrängte, weil sie nicht zu ihrem Elternbild passte.

Derlei defensive und verleugnende Einstellungen gegenüber einer Sexualität, die ihren Fortpflanzungszweck nicht mehr erfüllen kann, drücken keineswegs nur eine veraltete, kirchliche Sexualmoral aus, in deren strengen Auslegungen jeder nicht zur Fortpflanzung bestimmte Koitus sündhaft ist. Sie wurzeln in narzisstischen Fantasien von Kindern und Jugendlichen, welche die den Eltern zugeschriebene Würde, Verlässlichkeit und Ordnung nicht mit der leidenschaftlichen Auflösung von Ichgrenzen im Sexualakt verbinden können.

Das ist nun aber nicht nur ein Problem der Jugend. Da alle Alten auch einmal jung waren, tragen sie selbst solche Fantasien in sich. Wer die Entwicklung der sexuellen Wünsche im Erwachsenenalter und weiterhin zum höheren Alter verfolgt, gewinnt den Eindruck, dass auch viele ältere Menschen unbewusst weit stärker von solchen Vorstellungen geprägt werden, als sie es wahrhaben wollen.

Liebeskummer mit 72

»Ich habe meine Frau im Fasching kennen gelernt, da war sie fünfundzwanzig und ich fünf Jahre älter. Zehn Tage später haben wir beschlossen zu heiraten und im Herbst haben wir es dann getan, da war sie schwanger. Sie war eine sehr dynamische Frau aus einem Hoteliershaus, hat damals schon ein Hotel geleitet, dann aber aufgehört zu arbeiten. War schade, ging nicht anders, ich habe an meine Karriere gedacht, war auch erfolgreich in der Firma, am Schluss Direktor mit vierhundert Mitarbeitern unter mir. Zwei Kinder, ich habe mich immer auf die Karriere konzentriert, und sie hat das alles gut gemacht, habe ein gutes Verhältnis, aber sie sagen schon auch, du warst zu wenig da.

Mit 64 hab ich aufgehört zu arbeiten, mir geschworen, nie wieder Anzug und Krawatte. Meine Frau hat dann gefürchtet, ich manage den Haushalt, aber wir haben uns das geteilt, ich bin vormittags zuständig, sie nachmittags. Aber das Problem ist jetzt, es vergeht kein Monat, ohne dass wir uns streiten und meine Frau mir alles an den Kopf wirft: Ich sei eitel und hätte immer nur an mich gedacht und sie vernachlässigt; es sei ein Fehler gewesen, mich zu heiraten, die 42 Jahre eine einzige Quälerei, nie hat sie das bekommen, was sie wollte.

Wenn sie in die Stadt fährt, frage ich: ›Nimmst du mich mit?‹, und sie sagt ›natürlich‹, und dann sind wir in der Stadt und streiten uns, weil sie immer in die Schaufenster schauen will und ich das langweilig finde. Aber ich kann sie doch nicht allein fahren lassen, dann stelle ich mir vor, sie ist dann plötzlich ganz alleine und fühlt sich einsam und ich bin nicht da. Das darf ich ihr nicht zumuten, ich habe doch eine Verantwortung für sie.

Es ist schon wahr, dass sie sich manchmal nicht beherrschen kann. Beim Autofahren, wenn einer von diesen Geländewägen – die sind immer besonders rücksichtslos – hinter ihr fährt, dann sagt sie: ›Der drängelt‹. Und wenn die Fahrbahn einspurig wird, zögert sie und lässt dem neben ihr die Vorfahrt und dann schimpft sie wie ein Rohrspatz, dass er sie geschnitten hat. Beim Golfspielen verschlägt sie sich, und dann bin ich schuld, weil ich zu dicht neben ihr stand oder weil ich sie kritisiert habe. Dabei habe ich gesagt: ›Das war aber ein toller Schlag!‹

Wie gesagt, sie gräbt dann alles aus, und ich sehe es ja auch ein, ich habe wirklich schlimme Dinge gemacht. Ich bin zwar nie fremd gegangen, aber zwei Jahre nach der Heirat, sie war hochschwanger, hab ich im Fasching mit einer Kollegin geknutscht, und sie hat das mitgekriegt. Das war wirklich taktlos, sie war doch schwanger.

Wir waren noch nie länger als einen Tag getrennt, bei den Dienstreisen ist sie immer mitgekommen. Einmal hatte sie Rückenprobleme und ist in ein Fitnessstudio gefahren. Das war abends, da hätte sie in der Dunkelheit zur U-Bahn gehen müssen. Da hab ich sie dann mit dem Auto hingebracht und draußen gewartet. Sie hätte ja Angst haben können vor der Dunkelheit, und ich wär nicht da gewesen.

Sexuell hat sie immer, wie soll ich sagen, weniger gewollt als ich, sie war da etwas ängstlich, hat sich nichts getraut. Seit sieben Jahren habe ich kein Interesse mehr, sie hat erst gedacht, es liegt an ihr, aber es liegt nicht an ihr, es liegt an den Herzmedikamenten.

Wir reisen sehr viel, waren oft den ganzen Winter lang in Florida, sie hat toll amerikanisch gelernt, fast so gut wie ich. Wenn wir reisen, geht es besser, weil wir zusammenbleiben müssen und viel Ablenkung haben. Aber es kommt auch schon vor, dass wir uns dann streiten. Einmal lagen wir in einem wunderschönen Städtchen in Apulien den ganzen Tag im Bett, weil wir uns gestritten hatten und ich sie nicht allein lassen wollte und sie nicht ausgehen wollte. Ich wär so gerne weggegangen, aber ich durfte sie ja nicht allein lassen. Sie sagt, ich will sie kontrollieren, aber man hat doch seine Verantwortung.«

Dieser Bericht zeigt die Zeitlosigkeit in einer symbiotischen Beziehung, in der die Partner kaum eine eigene Stimmung haben, für die sie selbst verantwortlich sind. Der jeweilige emotionale Zustand wird mit Hilfe des Verhaltens des Partners, seiner vergangenen und gegenwärtigen »Fehler« erklärt und gerechtfertigt. Der 72-Jährige erlebt sich gelassen, verantwortlich, stark, väterlich; er reagiert aber unbewusst auf die Vorwürfe seiner Frau wie ein gescholtenes, abhängiges Kind. Der Ehemann kann nicht allein sein, er projiziert aber seine Abhängigkeit (»man ist doch verantwortlich«). Er bestätigt seine Frau in ihren Fantasien, dass die Zeit nicht existiert und sich jede Entscheidung rückgängig machen lässt. So kann die Frau grandiose Träume haben (»hätte ich dich doch nie geheiratet, du hast immer nur an dich gedacht«), die er durch seine Schuldgefühle unterstützt (»ich habe einen schweren Fehler gemacht, als ich vor vierzig Jahren mit einer Kollegin geflirtet habe, während du hochschwanger warst«).

Ich habe in der Beratungsstunde, in der ich diesen Klienten sah, ihm vor allem zu vermitteln versucht, dass seine Beziehung viele positive Seiten hat und lebendig geblieben ist, voller liebevoller Aufmerksamkeit für das Gegenüber und mit offenbar beträchtlichen Kräften, aus den Entwertungs- und Anklammerungskrisen auch wieder herauszufinden. Ich habe versucht, ihm zu zeigen, dass seine »Verantwortungsgefühle« für seine Frau Ausdruck eigener Trennungsängste sind. Ich habe ihm einige Beispiele für das Modell einer liebevollen Trennung gegeben, vor allem in Gestalt der folgenden Metapher:

Wenn der Mann im Urlaub gerne zeltet und die Frau gerne in Luxushotels geht, ist es dann »Liebe«, wenn die Frau immer zelten, der Mann immer in Luxushotels gehen muss? Oder wenn sie sich einmal trennen, der Mann mit seinen Freunden zeltet, die Frau mit ihren Freundinnen den Hotelurlaub macht? Ich habe ihm gesagt, dass es doch klüger sei, sich zwei Fernsehapparate zu leisten, als sich über das Programm zu streiten oder (als Mann) Problemfilme, (als Frau) Sportsendungen über sich ergehen zu lassen.

Schließlich habe ich ihn aufgefordert, sich aktiv gegen den kannibalischen Narzissmus seiner Frau zu wehren und ihm erklärt, was das ist. Sie sucht ihr Selbstgefühl zu retten, indem sie ihn entwertet. Wenn er hilflos und schuldbewusst reagiert, geht es ihr noch schlechter, weil sie sich dann alleine fühlt. Er soll seine positive Sicht auf die Beziehung dagegensetzen; er habe sie immer als liebende Frau erlebt und selbst geliebt, und so wolle er auch mit ihr alt werden.

Empirische Studien (Masters/Johnson 1966) zeigen, dass körperlich gesunde Menschen bis ins hohe Alter – also bis über 80 Jahre – sexuell aktiv bleiben. Die Statistik dokumentiert aber ebenso, dass die sexuelle Aktivität insgesamt im Alter abnimmt; sie hat ihren Höhepunkt in der Dekade zwischen dem 20. und dem 30. Lebensjahr. Die öffentliche Unsichtbarkeit der Alterssexualität kontrastiert zu dem dramatisch gestiegenen Interesse an einer Medizinalisierung der Sexualität durch das Medikament Viagra (Sildenafil). Es wurde in den USA das (wirtschaftlich) erfolgreichste Medikament aller Zeiten. Wenn wir die lebensrettende Funktion anderer Medikamente – etwa Penicillin oder der blutdrucksenkenden Mittel – betrachten, ist das erstaunlich genug.

»Ich habe Viagra jetzt doch probiert«, berichtet ein 64-jähriger Arzt, der nach längerer Depression in einen Tanzkurs gegangen ist und dort eine neue Partnerin gefunden hat. »Ich habe nicht gedacht, dass es so wirksam ist. Sie glauben gar nicht, wie das abgegangen ist. Es ist jetzt wieder alles wie früher und besser. Und ich habe es nicht lassen können, herumzuprobieren. Das Mittel ist schließlich teuer, und ich kenne die Pharmaindustrie, die dosieren gerne zu hoch. Ich komme mit einem Viertel der vorgeschriebenen Dosis genauso gut zurecht!«

Sexuelle Veränderungen

Bei Männern wird im Alter weniger Testosteron ausgeschüttet, die Spermatogenese nimmt ab, die Hoden werden kleiner, die Prostata wächst, die Stärke der Prostatakontraktionen im Orgasmus und die Menge der Samenflüssigkeit nehmen ab. Bei Frauen nehmen Östrogen- und Progesteronausschüttung ab, Dicke und Elastizität der Scheide verringern sich, ebenso die Scheidenfeuchtigkeit bei sexueller Erregung; Ovarien und Uterus werden kleiner.

Die sexuelle Erregbarkeit ist (im Experiment, das naturgemäß der Fantasie wenig Spielraum lässt) bei beiden Geschlechtern verlangsamt, sie müssen sich intensiver stimulieren. Die männliche Erektion tritt erst nach längerer, direkter auf den Penis gerichteter Reizung auf und ist insgesamt etwas weniger ausgeprägt. Dafür ist die Plateauphase länger, in der bei hoher Erregung der

Orgasmus noch zurückgehalten werden kann (was Männer entlastet, die früher an vorzeitiger Ejakulation litten).

Der Orgasmus selbst dauert nicht mehr so lange, die orgasmischen Kontraktionen sind schwächer, beim Mann wird weniger Ejakulat produziert. Bei den Frauen bleiben die Klitorisreaktionen und die Fähigkeit zu multiplen Orgasmen bis ins hohe Alter erhalten, während bei Männern die Rückbildungsperiode (die Zeit, welche verstreichen muss, ehe eine neue Erektion möglich ist) von wenigen Minuten im Zeitalter ihrer sexuellen Hochblüte bis zu Stunden, ja Tagen im hohen Alter ansteigt. Bei Frauen richten sich die grossen Schamlippen im Alter weniger auf; zusammen mit der geringeren Scheidenfeuchtigkeit wird dadurch die Penetration erschwert, wenn das Liebespaar es versäumt, sich auf diese Situation einzustellen (orale Stimulation, Gleitmittel).

Während Viagra die Erektionsdauer und -stärke steigert, gibt es bei älteren Frauen die Möglichkeit, durch Östrogenersatztherapie die Scheidenfeuchtigkeit zu erhalten. Allerdings hat diese Behandlung noch andere Wirkungen. Das Brustkrebsrisiko steigt, das Osteoporoserisiko sinkt. Sie muss daher gut überlegt werden. Eine Frau, die sich dazu nicht bereit findet, kann der Scheidentrockenheit durch Gleitmittel abhelfen; wie bei allen überlegten und geplanten Eingriffen in die erotische Situation ist auch die Entscheidung dazu nicht ganz einfach.

Die empirischen Befunde über die Bedingungen, unter denen sexuelle Aktivität bis in hohe Alter möglich bleibt, laufen auf die Formel »use it or lose it« hinaus. Je sexuell aktiver ein Paar war, desto weniger wird es von den körperlichen Erschwernissen beeinträchtigt. Befragte Paare berichten, dass sie durch schonende Haltungen beim Verkehr und längeres Vorspiel die Verluste an körperlicher Performance subjektiv wettmachen können. Klinische Untersuchungen (Bachmann/Leiblum 1991) haben auch gezeigt, dass bei sexuell aktiven Frauen auch jenseits der 60 die vaginale Lubrifikation ebenso schnell erfolgt wie bei jüngeren Frauen. Ihre Sexualorgane schwinden längst nicht so stark wie bei sexuell inaktiven Frauen; das gilt sogar dann, wenn Frauen in diesem Alter regelmäßig masturbieren.

Wir leben heute zwar in einer scheinbar sexuell freizügigen

Zeit, deren Selbstverständlichkeiten (wie fast nackt zu baden oder fast pornographische Szenen auf die Bühne staatlich subventionierter Theater zu bringen) Angehörige traditioneller Kulturen sehr befremden. Aber das bedeutet nicht, dass es leichter ist, über Sexualität zu sprechen, vor allem, wenn es darum geht, sich über Veränderungen auszutauschen und Wünsche zu äußern, die von dem eindrucksvollen Modell des »normalen« Koitus abweichen. Lieber wird die ganze Angelegenheit, einschließlich der eigenen Person, entwertet.

Antonette M. Zeiss, eine kalifornische Sexualtherapeutin, die sich besonders mit der Sexualität Alternder beschäftigt hat, schildert ein Beispiel (Zeiss 2002):

Der 78-jährige E. ist seit 50 Jahren mit der vier Jahre jüngeren F. verheiratet. Er leidet unter hohem Blutdruck und Gelenkbeschwerden, ist aber sonst gesund und war lange Zeit stolz auf die »immer noch« funktionierende Sexualität mit seiner Frau. Jetzt beklagt sich der 78-Jährige, dass seine Erektion nur noch halb so kräftig sei wie früher; es sei für ihn dadurch schwieriger, einzudringen; zudem lasse die Erektion auch manchmal während des Koitus nach. E. hat diese Veränderungen zuerst durch Überanstrengung verleugnen wollen und sie dann depressiv verarbeitet. »Ich bin einfach zu alt. Es klappt nicht mehr wie früher. Ich finde, meine Frau hat das nicht verdient, was soll sie mit einem derart nutzlosen Mann?« Seine Frau F. hingegen sieht die Situation anders. Sie klagt darüber, dass ihr Mann immer nur an Sex denkt. Sie versteht nicht, was ihm daran so wichtig ist. Sie hätte gern, dass er begreift, dass ihr seine Erektionen nicht viel bedeuten und sie eher erleichtert ist, weil auch sie den Geschlechtsverkehr in den letzten Jahren eher mühsam findet.

Diese Denkweise ist recht typisch und wird durch Umfragen über Sex im Alter bestätigt. Die Aktivität geht meist vom Mann aus und ist stark an Erektion und Koitus gebunden. Sobald der Mann nicht mehr »kann«, erlischt die sexuelle Aktivität, ebenso ist es bei verwitweten Frauen. Wenn jedoch ein sexuell noch aktiver Mann Witwer wird oder seine Partnerin erkrankt, bedeutet das nicht das Ende der sexuellen Aktivitäten. (George/Weiler 1981).

Die entsprechenden Längsschnittuntersuchungen wurden in den achtziger Jahren in den USA durchgeführt. Vielleicht hat sich hier inzwischen etwas geändert, da die männliche Dominanz in der Sexualität seit den siebziger Jahren durch die Frauenbewegung kritisiert wurde. Nach meinen Eindrücken hat sich die Situation weiter individualisiert, das heißt, es gibt größere Schwankungen. Gelegentlich begegnet man in der Praxis auch Frauen, die gerne öfter mit einem abweisenden und zurückgezogenen Mann schlafen würden. Aber die weit überwiegende Zahl der alternden Paare verhält sich nach dem beschriebenen Muster. Den Männern scheint die Koitus-Aktivität eine sehr wichtige Form der Selbstbestätigung zu sein, während Frauen Zärtlichkeit und Geborgenheit in einer Gesprächskultur höher schätzen.

Therapeutinnen, aber auch Therapeuten schreiben in ihren Analysen und Berichten über die Sexualität im Alter nicht ohne offene und verdeckte Wertungen. In dem Fallbericht von Antonette Zeiss wird deutlich, dass die Autorin wenig Verständnis für den 78-Jährigen aufbringt, der angesichts einer Partnerin, der seine Koituswünsche schon längere Zeit nicht mehr willkommen waren, seine verlorene Erektionsfähigkeit beklagt. Aber so früh sollte die Untersuchung einer Altersdepression nicht aufgeben. Die männliche Erektion ist schließlich ein ehrwürdiges, in vielen kulturellen Traditionen gefeiertes Symbol des Lebens. Mit einer solchen Erektion über das passive Fleisch zu triumphieren, ist eine ebenso primitive wie wirksame Selbstbestätigung. Es gelingt aber nur dann, die Depression in einen Trauerprozess zu verwandeln, wenn wir die Sehnsucht nach manischer Verleugnung nicht entwerten, sondern liebevoll mit der Realität konfrontieren.

Die analytische Untersuchung der männlichen Sexualität zeigt sehr oft, dass die Fixierung an den phallischen Vollzug umso ausgeprägter wird, je weniger sich ein Mann in seiner Männlichkeit gesichert und bestätigt fühlt. Angesichts einer unbewussten Verunsicherung durch eine erotische Situation entwickeln sich sehr oft phallische Fixierungen wie zwanghafte Wünsche nach möglichst häufigem Koitus, zwanghafte, mit großer Scham erlebte Selbstbefriedigung. Die betroffenen Männer sind oft unfähig, sich einer Partnerin zu öffnen und sich von ihr in ihrer

Schwäche angenommen zu fühlen. Das kann auch daran liegen, dass die Partnerin sie – oft ohne es zu bemerken – verletzt hat. Aber nicht selten gehorcht die Kränkung dem tragischen Geschehen der narzisstischen Störung, die durch ihren Stolz verhindert, dass die Not erkennbar wird, nach deren Linderung sie hungert. Um das zu veranschaulichen, erzähle ich in Supervisionen manchmal eine Anekdote:

Ein Mann kommt zu Fuß in eine Autowerkstatt. »Mein Wagen ist hin!«, sagt er zu dem Meister. »Er fährt nicht mehr!« – »Ja – und wo ist das Auto?«, fragt der Meister. Der Mann, misstrauisch: »Ich weiß ja gar nicht, ob ich es Ihnen anvertrauen kann. Woher soll ich wissen, ob Sie es reparieren können? Vielleicht machen sie mehr kaputt, als jetzt schon kaputt ist, und ich muss auch noch dafür bezahlen …«

Daher ist es für ein Paar, das sich im Vollzug des Verkehrs sicher ist, auch erheblich leichter, sexuelle Variationen zu entwickeln, in denen der Koitus entbehrlich wird. Im Alter hingegen wird der »normale« Verkehr gerade dadurch, dass er irgendwann nicht mehr möglich sein wird, vom erotischen Selbstgefühl überbesetzt. In einer Paartherapie wäre es angesichts einer in dem Verlust der Erektionsfähigkeit wurzelnden Depression des Mannes sehr sinnvoll, eine Kultur zu entwickeln, in der beide Partner die gemeinsame erotische Geschichte erinnern, sie pflegen und hochschätzen, um den Fantasien einer Entwertung zu begegnen, die vielleicht damit zusammenhängt, dass der Mann sich schon längere Zeit in seinen sexuellen Vorstellungen entwertet fühlte.

Früher konnte er sich sagen: »Meine Frau nimmt es zwar nicht mehr wichtig, aber wenigstens bin ich noch potent!« Die Depression setzt dann mit der Formel ein: »Jetzt bin ich nicht einmal mehr potent, wozu bin ich dann noch nütze?« In einer gemeinsamen Trauer um schwindende Möglichkeiten körperlicher Befriedigung kann das Geschehen verarbeitet werden; in dem Triumph der abweisenden Frau über die Unfähigkeit des Partners zu Erektion und Verkehr wird sich die Depression vertiefen. In ihr bestraft der Mann sich selbst, zugleich aber die Partnerin, die statt eines aufmerksamen und zärtlichen Mannes jetzt einen verstörten Greis neben sich hat, der sich mit Selbstanklagen quält.

In der therapeutischen Arbeit mit den Störungen der Erektion sollten ungenaue und abwertende Ausdrücke (wie »Impotenz«) ebenso vermieden werden wie der Begriff der Frigidität angesichts der weiblichen Erlebnishemmungen. Es geht weniger hochtrabend und genauer um Schwierigkeiten, eine Erektion zu bekommen und/oder sie zu halten, eine Lustempfindung zu finden und/oder sie zu halten. Wer sich fürchtet, hier zu versagen, versagt oft tatsächlich; daher ist es das erste Gebot jeder Sexualtherapie, das Norm- und Leistungsdenken zurückzudrängen, mit dem viele Menschen versuchen, sozusagen Ordnung in dieses weglose Gebiet zu bringen.

Sexualität ist ein spontanes, emotionales, letztlich unberechenbares Geschehen. Wer das akzeptieren kann, wird auch die Veränderungen durch das Alter eher als Verwandlung erleben, nicht als Verlust, denn einen Verlust festzustellen, heißt doch auch, einen Maßstab, eine Norm zu haben. Wer aber sein erotisches Erleben an eine Messlatte legt, hat einen Teil des Zaubers längst zerstört. Gegen die verhaltensphysiologischen Konzepte von Masters und Johnson, die ganze Generationen von Sexualtherapeuten geprägt haben, lässt sich immer einwenden, dass dort, wo Physiologen Ejakulatsmengen, Erektionsstärken und Lubrifikationen messen, die Schmetterlinge und Paradiesvögel der Leidenschaft längst geflohen sind, während es in der körperlichen Liebe doch gerade um die seelische und geistige Durchdringung des Fleisches geht. Hier nur festzustellen, dass die subjektiven Erlebnisqualitäten bei gleichen objektiven Befunden enorm schwanken, ist doch ein wenig dürftig.

In einem Punkt sind sich die Verhaltens- und Erlebnistherapeuten der Sexualstörungen einig. Es besteht immer die Gefahr eines Teufelskreises, einer Prophezeiung, die sich selbst erfüllt. Ein älterer Mann, der seine geringere Erektion fürchtet und ängstlich wartet, ob sein Glied die richtige Steife gewinnt, wird durch diese Einstellung genau das beschwören, was er fürchtet. Das Gleiche gilt für eine der häufigsten Sexualstörungen älterer Frauen: die Dyspareunie, der durch Schmerzempfindungen beeinträchtigte Geschlechtsverkehr. Wer einen Schmerz ängstlich erwartet, provoziert ihn häufig durch die dadurch einsetzende Verkrampfung.

Das Alter ist ein Prüfstein, wie belastbar das erotische Selbstbewusstsein ist. Wurzelt es in den Trieben und in der Offenheit gegenüber der eigenen Sinnlichkeit oder in perfektionistischen Vorstellungen, der beste Liebhaber, die verführerischste Frau zu sein? Im ersten Fall können Alternde kreative Lösungen finden; im zweiten werden sie enttäuscht ein Gebiet verlassen, in dem sie sich von einem Körper verraten fühlen, der ihre Perfektionsansprüche nicht mehr erfüllt.

Die 60-jährige Brigitte berichtet über ein einst dramatisches und äußerst vielfältiges Liebesleben mit Swingerclubs und Partnertausch. Ihr 64-jähriger Partner Otto sei früher der beste Kamerad gewesen, habe alles mitgemacht, habe es genossen, ihr zuzusehen oder ihren Erzählungen zuzuhören, wie sie eine ganze Herrenrunde vernascht habe. Vor fünf Jahren habe sie eine Uterusoperation machen müssen und sei für ein halbes Jahr ausgefallen; sie habe sich dann neu orientiert, keinen Alkohol mehr getrunken und sei nur noch ganz selten in einen Club gegangen. Ihr Mann arbeite wie besessen auf einer neuen, international angelegten Stelle, die viele Reisen notwendig machte. Seither hätten sie zu keiner gemeinsamen Sexualität mehr gefunden. Es sei wie weggeblasen. Ihr Mann, sonst immer der freundlichste Gesprächspartner der Welt, mit dem sie über alles reden könne, werde unwillig, wenn sie das Thema anschneide. Er brauche keinen Sex, er habe einfach zu viel zu tun, sei abends todmüde und am Wochenende meistens auf irgendeinem europäischen Flugplatz.

In diesem Fall liegt das Problem auch darin, dass Otto an einer Therapie kein Interesse hat und sich gekränkt zurückzieht, sobald Brigitte dieses Thema anspricht. Er verdiene das Geld, er kümmere sich um alles, er rede mit ihr über jedes Thema, aber darüber wolle er nicht reden, und er wolle noch weniger darüber reden, warum er nicht reden wolle, und schon gar nicht wolle er das alles einem Shrink* erklären müssen, er habe ja nichts dagegen, wenn sie zu so jemandem gehe, für ihn sei das nichts.

In solchen Situationen sollte dieser Widerstand des Partners weder ignoriert noch entwertet werden. Es ist jedes Menschen

---

* Amerikanischer Slang für Psychotherapeut, abgeleitet von *to shrink*, schrumpfen, in Anspielung auf»Schrumpfkopf«-Trophäen primitiver Kulturen.

Recht, Zudringlichkeiten abzuweisen, und wenn Therapie als eine solche erlebt wird, ist das zu respektieren. Das bedeutet aber nicht, dass Brigitte ohnmächtig ist. Sie kann selbst beginnen, herauszufinden, was mit ihrer Ehe geschehen ist. Das Interesse des Therapeuten an der Geschichte ihrer Erotik und an dem Prozess des Auseinanderdriftens einer gemeinsamen Erotik führte hier zu der Aufklärung, dass Ottos Tabu vermutlich seine latente Homosexualität ist, die er früher, zu den Zeiten der Orgien und der gemeinsamen Verführungsprojekte, indirekt ausleben konnte. Brigitte erinnert sich jetzt auch, dass manchmal der erste Anstoß zu einer ihrer Eroberungen von ihm ausging.

Brigitte verlässt die Beratung zwar ohne Lösung, aber mit neuen Ideen und sichtlich selbstbewusster. Sie hat erkannt, dass sie Otto insofern vertrauen kann, als seine Aussage zutrifft, es sei nicht ihr Mangel an Attraktivität, wenn er sie nicht mehr begehrt, sondern eine eigene Problematik, die er jetzt noch nicht angehen und lösen könne. Sie kann auch die gemeinsamen Reisen und andere Unternehmungen, in denen sie sich gut verstehen, wieder mehr genießen. Was ihre Erotik angeht – es wäre schön, wenn Otto wieder zu ihr fände, aber sie hat schließlich auch andere Möglichkeiten.

Alterssexualität in der Konsumgesellschaft

Alterssexualität bleibt ein gesellschaftliches Tabu, das sich durch gelegentliche Artikel in Frauen- oder Gesundheitszeitschriften eher beweist als – wie dort vorgegeben – wegbeweisen lässt. Leidenschaftlicher Sex ist in allen Massenmedien eine Sache der jungen (oder jugendlich aussehenden Frauen) mit durchtrainierten Männern jeden Alters. 60-Jährige, die auch so aussehen, drücken ihre Zuneigung bekleidet durch Umarmungen aus.

In der therapeutischen Praxis fällt eher die Schattenseite der schönen neuen und scheinbar freien Sexualwelt auf. Durch die überoptimale Glätte der heute durch Bodydouble und elektronische Bildbearbeitung überhöhten Darstellerinnen und Darsteller sind alle dem Altersprozess unterworfenen Menschen in ihrer erotischen Attraktivität verunsichert und in einer früher unvorstellbaren Weise kränkbar. Gerade die sensiblen, empfindungsfähigen Individuen geben auf oder nehmen sich zurück.

In der grassierenden ästhetischen Hochspannung, die sich auch in der Beliebtheit von Shows und Reportagen über Schönheitsoperationen ausdrückt, wird zudem häufig Entwertung projiziert. Der alternde, verunsicherte Mann will seine Potenzprobleme nicht wahrhaben, sondern schreibt sie der Tatsache zu, dass seine Partnerin nicht mehr so knackig ist wie früher. Man wird doch offen sein und Kritik üben dürfen! Schon ist ein Klima entstanden, in dem Rückzug und Entmutigung ein bisher zufrieden stellendes Sexualleben blockieren wie verharztes Öl ein Uhrwerk.

Grundsätze jeder Sexualtherapie sind Ermutigung, Anerkennung der Ängste und Sehnsüchte des Partners, Austausch von Zärtlichkeiten und Stimulationen. Sie gelten für alle Altersstufen, sind aber in der Alterspsychotherapie besonders unentbehrlich. Sexual- und Paartherapie ist deshalb eine so fesselnde und lohnende Aufgabe, weil es sich darum handelt, die Partner wechselseitig in einem Umgang zu fördern, der Verletzungen des Selbstgefühls heilt und dadurch die erotischen Funktionen wieder in ihre ursprüngliche, das Leben und die Gesundheit fördernde Bedeutung einsetzt.

In der Konsumgesellschaft sind hier überoptimale Ansprüche an die vom Individuum sowohl gespendete wie empfangene Lust das größte Hindernis. Eine reife Einstellung lässt alle Lustmöglichkeiten des Körpers gewähren und befriedigt sie so weit, wie es ohne Schaden für die eigene und die Gesundheit anderer geschehen kann. Aber in der angeblich hedonistischen Moderne sind viele Personen bereit, lieber auf jede Lust zu verzichten, als von einem perfektionistischen Bild abzulassen, wie denn der richtige Genuss beschaffen sein soll. Die meisten Menschen werden lieber im bequemen Lokal ein raffiniert zubereitetes Menü essen als auf der Treppe sitzen und in eine Stulle beißen. Aber sie würden auch nicht glauben, dass sie sich jedes Anrecht auf einen Platz in einem solchen Lokal nehmen, wenn sie sich zu einer trivialeren Befriedigung ihres Appetits bequemen.

Im Bereich der Erotik gibt es aber nicht selten Situationen, in denen der unvollkommene Genuss entwertet wird und die Fantasie dominiert, wer eine in Ästhetik und Performance womöglich eingeschränkte Sexualität zulasse, der verliere für immer seine Anrechte auf die seinen Idealen entsprechende Befriedigung. Solche Einstellungen erinnern durchaus an alte moralische Konzepte, wonach die Sexualität aufgespart werden muss für das Brillantfeuerwerk der Hochzeitsnacht.

Ich vermute, die Ursachen liegen tiefer, vielleicht in jener von Freud beschriebenen Angst vor der Stärke des Triebes, der im sexuellen unheimlicher ist als angesichts der doch im Alltag so viel besser kontrollierbaren Nahrungsaufnahme. Jedenfalls beobachtet der Therapeut Entwertungen sexueller Begehrlichkeit auch bei Menschen, die keiner entsprechenden Erziehung ausgesetzt waren. Im Alter entscheidet es sich, ob ein Paar eine sexualfreundliche Kultur aufbauen konnte, in dem die sexuelle Leidenschaft periodisch über Asthma oder Arthrose triumphieren darf. In den anderen Fällen ist mit jedem Jahr die Kälte gewachsen, die sich dann über die Erotik eines Paares legt, wenn immer wieder diejenige oder derjenige triumphiert, der lieber keine Lust als eine unvollkommene nimmt oder gibt.

Die Zahl der über 60-Jährigen, die das Schwinden ihrer Sexualität hinnehmen, ist sicher viel höher als die jener, die psychotherapeutische Hilfe suchen. Oft wird auch die sexuelle Problematik erst benannt, wenn die Behandlung wegen anderer Symptome – Angstzustände, Depressionen – bereits eingeleitet wurde und das Vertrauen gewachsen ist, solche kitzligen Themen anzuschneiden. Wenn die Libidoverluste und das von Vermeidung geprägte Sexualverhalten erst einmal nicht mehr auch als Problem vermieden und totgeschwiegen werden, ist schon viel gewonnen.

Ob in der Einzel- oder Paartherapie, immer sind die Therapeutin oder der Therapeut auch ein Modell, wie freundlich und sachlich über die schambesetzten Seiten des menschlichen Lebens gesprochen werden kann. So werden neue Möglichkeiten erarbeitet, Wünsche auszudrücken, Kränkungen zu verstehen und diese anders als durch Rückzug zu verarbeiten. Denn Rückzug ist gleich nach physischer Gewalt und verbaler Entwertung die »Lösung« zwischenmenschlicher Probleme, welche den meisten Schaden anrichtet.

A fühlt sich durch die Zurückweisung einer Zärtlichkeit, eines Vorspiels zu einer sexuellen Begegnung von B gekränkt. A spricht darüber nicht, sondern zieht sich zurück und wartet geduldig, bis B etwas möchte. Wenn B allzu lange auf sich warten lässt und A große Lust hätte, greift A zur Selbstbefriedigung, um die Spannung besser auszuhalten. Schließlich beginnt B unter dem Mangel zu leiden und macht einen Schritt auf A zu. A weist B triumphierend ab – erinnert sich B daran, wie schlecht A seinerzeit von ihm behandelt, wie kränkend A abgewiesen wurde? Daraufhin zieht sich B zurück und wartet … siehe oben.

Ein Dreiecksverhältnis im Alter

Der 61-jährige Anwalt Ludwig T. kommt wegen einer Depression. Er ist zweimal geschieden, muss beide Frauen unterhalten und fühlt sich jetzt in einem unerträglichen Konflikt mit einer neuen Freundin, die von ihm will, dass er die langjährige Sekretärin seiner Kanzlei entlässt, ohne die – wie er fürchtet – der Betrieb zusammenbrechen würde.

Er hat vor Jahren einige Male mit dieser Sekretärin geschlafen, ihr allerdings immer gesagt, er wolle sich nie wieder an eine Frau binden, er habe genug von seinen beiden Scheidungen. Die Sekretärin hatte das akzeptiert. Als er jedoch im Urlaub seine neue Freundin kennen lernte, konnte sie nicht darauf verzichten, die Rivalin bei einem Besuch in der Kanzlei während einer gemeinsamen Aufzugsfahrt scheinheilig zu fragen, ob Ludwig T. ihr erzählt habe, dass er auch mit ihr ein sexuelles Verhältnis eingegangen sei.

Die Freundin reagiert mit heftigen Vorwürfen. Ludwig hat ihr Vertrauen enttäuscht, er hätte ihr das sagen müssen, wie steht sie da, sie wird ihm nie wieder vertrauen können. Es folgen Verhöre Ludwigs durch die Freundin und heftige Vorwürfe Ludwigs gegen seine Sekretärin, die sich tausendmal entschuldigt und mit rotgeweinten Augen peinliche Fragen der Mandanten heraufbeschwört. Ludwig würde am liebsten keine der beiden Frauen mehr sehen, er fürchtet, arbeitsunfähig zu werden und nie wieder etwas in seinem Leben zu finden, worüber er sich freuen kann. Sein sexuelles Interesse ist vollständig verschwunden – vielleicht ist es gut so, er ist wirklich zu alt für solche Konflikte.

In der Analyse zeigt sich, dass Ludwig schon früh die Mutter vor dem cholerischen und trunksüchtigen Vater schützen musste. Seine Mutter neigte zu schweren Depressionen mit Wahngedanken und musste einige Male in eine Klinik; Ludwig fühlte sich damals schuldig, weil er die Krisen seiner Mutter nicht verhindern konnte. Er erkennt in Ansätzen, dass er Frauen gegenüber einerseits übermäßig nachgiebig und schuldbewusst ist, anderseits aber auch heftige Aggressionen in sich trägt, die ursprünglich der Mutter galten, die ihn im Stich gelassen hat. Ludwig lebt in einem Teufelskreis: Je nachgiebiger und fürsorglicher er ist, je mehr er den Frauen jeden Wunsch von den Augen ablesen möchte, desto mehr fühlt er sich auch müde, erschöpft und ruhebedürftig. Er plagt sich mit immer neuen Ausreden, wenn er einen Wunsch seiner Freundin umgehen möchte, sich zu verabreden und etwas zu unternehmen; er wäre viel lieber zu Hause und hätte seine Ruhe.

Nach einigen Monaten gelingt es Ludwig besser, sich von beiden Frauen abzugrenzen und seine Freiräume durchzusetzen. Er kann den Therapeuten als Hilfs-Ich nutzen und entdecken, dass es keine Verpflichtung gibt, einer Partnerin alles zu sagen, was sie wissen will. Er akzeptiert, dass es besser ist, einen Kontaktwunsch abzuschlagen, als ihn mit falscher Freundlichkeit und verborgenem Groll zu erfüllen. Potenz und Libido kehren zurück. Nach einem Jahr der mit einer Wochenstunde geführten psychoanalytischen Therapie erklärt sich Ludwig für geheilt – »es geht mir besser, als viele Jahre zuvor, ich fühle mich viel freier, ich komme mit den Frauen in der Kanzlei besser zurecht, ich bin nicht mehr depressiv.« Er will aber die Behandlung nicht beenden, sondern arbeitet mit reduzierter Stundenfrequenz weiter.

Diese Therapie zeigt einige Probleme der Behandlung von Beziehungsthemen im Alter: Das gelebte Leben ist reich und vielschichtig, es hat aber auch viele Enttäuschungen mit sich gebracht, die – sobald eine depressive Entwicklung beginnt – die Perspektive verdüstern und einengen. »Ich will mich nie wieder verlieben, ich will nie wieder mit einer Frau zusammen wohnen; wenn ich es damals, als ich jünger war, nicht geschafft habe, wie soll es mir jetzt gelingen?«

Wenn sich der depressive Kranke mit seinem Versagen und seinen Mängeln befasst, gelingt es ihm nicht selten, Therapeuten in eine Falle zu locken: Sie weisen ihm nach, dass er tatsächlich Fehler gemacht hat, dass sein Beziehungsverhalten mangelhaft ist. Solche aus den narzisstischen Bedürfnissen des Therapeuten erwachsenden Absichten, zu belehren und zu bessern, werden von dem Depressiven begierig aufgenommen, führen aber oft in eine wirkungslose Behandlung. Der Depressive baut die Vorhaltungen des Therapeuten in sein System von Schuldgefühlen und Versagenskonstrukten ein. Indem er sich nicht verändert, rächt er sich an dem »bösen«, strengen Therapeuten und straft sich selbst.

Die analytische Haltung ist hier hilfreich. Sie konzentriert die Aufmerksamkeit der Beteiligten darauf, zu verstehen, warum sich ein Mensch so verhält, wie er es tut, ihn aber nicht über bessere Alternativen pädagogisch zu belehren, sondern mit ihm herauszufinden, weshalb er etwas nicht tun kann, oft auch nicht einmal denken darf, was seinen Bedürfnissen entspräche. Wenn ein an sich sehr kluger und einfühlungsfähiger Mensch wie Ludwig erst einmal erkennt, wie wenig seine Partnerinnen von ihm haben, wenn er ihnen mit »falschen« Gefühlen entgegentritt, verändert er sein Verhalten von sich aus.

Das ist aber nur möglich, wenn Ludwig sich in seinem guten Willen, seiner Leistungsbereitschaft, seiner Sehnsucht, alle Frauen um ihn glücklich zu machen, anerkannt fühlt. Erst dann kann er seine verborgenen Aggressionen, seine Wut, seine Bereitschaft, die Partnerinnen zu entwerten, indem er eine Opferrolle einnimmt, in vorsichtigen Schritten erkennen und muss nicht mehr jede Abgrenzung vermeiden, weil er unter einer derartigen aggressiven Spannung steht, dass die geringste manifeste Aggression so gefährlich wäre wie ein Funke im Pulvermagazin.

Eros im Seniorenheim

Der Publizist und Sexualforscher Ernest Bornemann hat 1979 Alters- und Pensionistenheime in der österreichischen Stadt Wels mit Befragungen der Bewohner und statistischen Erhebungen untersucht. Selbst wenn wir in unserem Urteil über seine Ergebnisse einbeziehen, dass Bornemann ein Anhänger von Wilhelm Reich war (der in seiner Theorie einer universellen, orgastischen Energie die Sexualität als Allheilmittel beschrieb), passen seine Resultate gut zu anderen Befragungen. Sie zeigen, dass alte Menschen intensiv über Sexualität nachdenken und die aus der Eheberatung vertrauten Unterschiede in der Bewertung der Sexualität bestehen bleiben.

Die befragten Senioren wussten außerordentlich gut über die »Stärkungsmittel« Bescheid, die in Zeitschriften rezeptfrei angeboten werden. Die Seniorinnen waren dem Sexualforscher gegenüber durchaus aufgeschlossen, wenn er mit ihnen über die Situation der Witwenschaft sprach; sie überlegten mit ihm, ob eine lange Pause der Erotik »schade«, ob Männer überhaupt »lieben« könnten und ob es Sinn mache, es mit einer neuen Beziehung zu versuchen. Beide Geschlechter sprachen über ihre Ängste, in der Beziehung mit einem jüngeren Partner ausgenutzt zu werden.

Auch die von Bornemann eruierten statistischen Daten belegen die Bedeutung der Erotik für Erkrankungsrate und Lebenserwartung. Unverheiratete bzw. verwitwete Menschen hatten damals in Österreich eine um 30 Prozent höhere Sterblichkeit. Wenn alte Menschen in ein befriedigendes Sexualleben zurückfinden, verschwinden sehr häufig scheinbar körperlich bedingte Altersleiden (Bornemann 1985).

In den Altenheimen, die jeden Geschlechtsverkehr zwischen Bewohnern verboten und zu verhindern suchten, starben die Bewohner durchschnittlich sieben Jahre früher als in den Heimen, in denen sich Bewohner nachts besuchen durften, stellte Bornemann fest. Demgegenüber mussten in den sexuell restriktiven Altersheimen ca. 30 % mehr Medikamente ausgegeben werden. Bornemann folgerte daraus, dass die Möglichkeit zu sexuellen Kontakten in Seniorenheimen das Leben der Bewohner verlängert und hilft, sie gesund zu erhalten.

Man könnte einwenden, dass vielleicht gewährende Heime insgesamt besser geführt und aufmerksamer für die Bedürfnisse der Bewohner sind. In der praktischen Anwendung kommt aber kein Betrachter daran vorbei, dass es ein Unrecht an den Alten ist, ihnen die Erotik zu erschweren.

5. Die zweite Jugend der Eltern

»Ich warte immer noch auf das Leben«, sagte mir einmal ein älterer Patient, und darüber war er alt geworden und krank ... Dieser Patient sollte nicht noch länger auf das Leben warten müssen und nicht noch länger auf mein ehrgeizigstes Therapieziel, den Humor.

Johannes Kemper

Während in traditionellen Kulturen Kinder eine Ehe festigen, gilt für die individualisierte Ehe das Gegenteil. Eine stabile Bindung zweier reifer Individuen hält die Belastung durch Kinder gerade noch aus. Eine labile erotische Bindung, in der ein Partner oder gar alle beide noch heftige symbiotische Wünsche an ihr Gegenüber richten, scheitert häufig an diesen Belastungen. Daher ist die nicht verarbeitete Geburt eines Kindes der häufigste Anlass für Scheidungen in den ersten Ehejahren.

Ältere Menschen müssen sich nicht mit dem Eintritt des Kindes in ihr Sexualleben auseinander setzen, sondern mit dessen Verschwinden. Damit gehört eine Wohnung, die bisher mit dem Kind geteilt wurde, wieder dem Liebespaar von einst. Rücksichten, die lange Jahre galten, was die unbekümmerte oder lautstarke Praxis der Sexualität anging, müssten nicht mehr genommen werden. Viel wäre möglich, aufgesparte, auf später verschobene Wünsche und Hoffnungen könnten erfüllt werden. Umgekehrt fällt aber auch eine Ausrede fort – ein Grund, Sexualität zu vermeiden, weil es doch Elternpflicht ist, Kindern jene Illusion über die Asexualität der Eltern zu vermitteln, von der wir gesprochen haben.

Es gibt einen manchmal bespöttelten Ausdruck dieser Dynamik: Angesichts der Kinder, wie um diesen die Identifizierung zu erleichtern, reden sich die Eltern mit »Mutti« und »Vati« an. Die Sprachform verselbstständigt sich, Frau und Mann verschwinden und lösen sich in Elternschaft auf. In den 68er-Veränderungen konnte man eine Gegenströmung beobachten: Eltern, die darauf bestanden, mit Vornamen angeredet zu werden – »sag nicht Mami zu mir, ich bin die Ursula!«

Wie auch immer das Elternpaar mit der neuen Aufgabe umgegangen ist – sobald die Kinder den gemeinsamen Haushalt verlassen haben, steht es vor einer Wende. In guten Fällen ist die Zweisamkeit als etwas Ersehntes, das vorübergehend durch die Kinder gestört wurde, im Unbewussten erhalten geblieben. Diese Fantasie wird jetzt erneut belebt; sie kräftigt sich, die entlasteten Eltern planen jene Reisen, nehmen jene Hobbys auf, zu denen sie bisher nicht gekommen sind. Ihre Beziehung taucht in ihre Frühzeit wie in einen Jungbrunnen.

Solche Verläufe brauchen keinen Therapeuten. Dieser wird

konsultiert, wenn die Beziehung zu den Kindern, die Aufgabe, sie zu unterstützen und zu versorgen, die Eltern bisher davon abgelenkt hat, dass sie sich nichts mehr zu sagen und wenig Lust auf gemeinsame Unternehmungen haben. Die Ehe war in diesen Fällen nur scheinbar stabil; sie funktioniert nicht ohne Stützen. Wenn dann gleichzeitig der Mann die berufliche Aufgabe, die Frau ihren Halt an den Kindern verliert, ist die Krise unausweichlich. In den letzten 20 Jahren hat sich die Zahl der Spätscheidungen um den einstigen Termin der Silberhochzeit (das heißt nach 25 Ehejahren) verdoppelt.

Helga und Klaus, beide 64, wünschen eine Ehetherapie. Genauer gesagt: Klaus wünscht diese Behandlung, denn Helga will sich von ihm trennen. Sie will es freilich auf eine unselbständige und unentschlossene Weise. Am liebsten wäre es ihr anscheinend, wenn Klaus einsehen würde, dass es besser ist, die Ehe aufzugeben, und dann mit der an ihm vertrauten Tatkraft daran ginge, dieses Projekt umzusetzen. Klaus hingegen behauptet apodiktisch, dass man sich in seinem Alter nicht mehr scheiden lässt; wenn Helga das wolle, hätte sie zehn Jahre früher damit ankommen sollen, denn damals hätten sie beide doch noch eine Chance gehabt, sich etwas Neues aufzubauen.

Beide haben seit fünfzehn Jahren keine sexuelle Beziehung mehr. Klaus hat sich damals zurückgezogen, weil Helga zu wenig auf ihre Figur achtete und seine Aktivitäten eher über sich ergehen ließ, als ihrerseits aktiv zu werden. Beide haben drei Kinder, die ihnen sehr wichtig sind, wobei Klaus seine großzügige finanzielle Unterstützung betont, Helga jedoch beklagt, er habe wenig echten Kontakt zu den Kindern und schulmeistere sie in unerträglicher Weise.

Seit Klaus vor drei Jahren in Rente ging, behauptet er, sich besser zu fühlen denn je. Helga ist viel unterwegs, die älteste Tochter hat in einer anderen Stadt Familie und ein Baby. Ihr Mann studiert noch, die Großmutter ist immer willkommen. Klaus hat kurz nach der Berentung eine andere Frau kennen gelernt. Als Helga einmal früher als geplant von einer Reise zurückkam, war Klaus nicht da; er kam erst am nächsten Morgen und war so verlegen, dass Helga ihm auf den Kopf zusagte, er sei bei einer Frau gewesen. Klaus gab es zu, behauptete aber, das nehme ihr nichts weg, sie seien doch so gute Kameraden, sie habe doch schon so oft gesagt, an Sex liege ihr nichts, das bräuchten anscheinend die Männer weit mehr als die Frauen.

Klaus würde am liebsten alles so lassen, wie es ist. Die Freundin festigt sein Selbstgefühl, das durch den (nach außen verleugneten) Verlust seiner beruflichen Geltung nach dem Eintritt in den »Ruhestand« gefährdet war. Aber er kann sich ein Leben ohne Helga nicht vorstellen. Seine Ängste projiziert er zum Teil in die soziale Umwelt – was werden die Freunde, die Nachbarn sagen? – zum Teil in die Bedürfnisse der »Kinder«. Diese dürfen nichts erfahren, ihnen soll erspart werden, Scheidungskinder zu sein.

Helga anderseits ist in einer Zwickmühle. Sie kann sich nicht eingestehen, wie heftig sie Klaus' sexuelles Verhältnis kränkt. Sie hat spioniert und weiß inzwischen, wer diese Geliebte ist; sie hat auch den Eindruck, dass sich Klaus ihrer schämt und sie den Freunden nicht vorstellen will, dass es nicht Liebe und Fürsorge ausdrückt, wenn er behauptet, er wolle auf keinen Fall die zentrale Rolle von Helga in seinem Leben antasten, er liebe seine Frau immer noch. Konflikte gäbe es überall, das müsse man durchstehen, er erhoffe sich von dem Therapeuten Anstöße zu einer vernünftigen Regelung. Klaus denkt wie immer nur an sich, er redet nur von sich, er hört nicht zu, er schlägt alles über seinen Leisten. Sein Vater sei schon genauso gewesen, daher auch seine Mutter an Krebs gestorben, so weit wolle sie es nicht kommen lassen, sie erhoffe sich von der Therapie, dass Klaus endlich einsehe, dass es klüger und gesünder sei, sich scheiden zu lassen. Sie blühe auf, wenn Klaus verreist sei oder sie selbst einige Wochen bei den Enkeln verbringe. Aber der gemeinsame Haushalt, diese erlogenen Termine, die Ausreden, wenn er spät heimkomme, das ertrage sie nicht, sie leide an Bauchschmerzen, sobald sie mit Klaus zusammenleben und so tun solle, als sei nichts gewesen.

»Die Freundin nimmt dir doch nichts weg«, sagt Klaus. »Ich würde sie jederzeit aufgeben, wenn du es von mir verlangst!«

»Darum geht es doch nicht«, stöhnt Helga. »Das wäre ja noch schöner, dann soll vielleicht ich dem Pascha wieder jederzeit zur Verfügung stehen!«

In der Arbeit mit solchen Konflikten bewährt sich ein Modell, in dem die grundlegenden Komponenten einer erotischen Beziehung in ihrer Wirkung auf die Problematik eingeschätzt werden. Daraus ergeben sich dann Behandlungsstrategien und Einschätzungen, ob ein Paar sich entwickeln kann oder nicht. Die menschliche Sexualität hat eine Komponente der Bemächtigung und Kontrolle des Partners und eine Komponente der Zärtlichkeit, des Austauschs und der Fürsorge. Menschen, die beide Komponenten ausreichend entwickeln können, behalten ihre sexuelle Aktivität bis ins hohe Alter. Personen hingegen, die viel Zärtlichkeit und Dialogbereitschaft mitbringen, in ihrer Bemächtigungsfantasie aber geschwächt sind, werden im Alter wahrscheinlich eine harmonische, jedoch entsexualisierte Zweisamkeit finden. Personen, die Bemächtigungswünsche nicht in einen zärtlichen Dialog einbetten können, drohen ihre Beziehungen im Alter zu verlieren.

In der Analyse der Ehe von Klaus und Helga lässt sich eine Art traumatischer Urszene rekonstruieren, die Helga bis heute nicht vergessen hat. Sie waren jung verheiratet, als sie auf einem Spaziergang in einem belebten Park an einem schönen Sommerabend verliebt nach seiner Hand fasste. Er schüttelte sie ab, mit der Bemerkung, er wolle nicht so verheiratet aussehen, wo ihnen so viele Menschen begegneten.

Helga ist bis heute tief gekränkt über dieses Verhalten. Sie hat kein Verständnis dafür aufbauen können, dass Klaus ihre zärtliche Geste als Bemächtigung missverstanden hat. Er ist Zärtlichkeit nicht gewohnt, kann nicht mit ihr umgehen; er ist zwar ein sehr fürsorglicher Mensch, der nach Kräften hilft, wo er gebraucht wird, aber er kann sich nicht gut einfühlen und urteilt über andere Menschen stets so, wie er über sich selbst urteilen würde, das heißt stark und tüchtig zu sein, keine Schwächen zuzulassen, Leistung anzuerkennen und Leistungsversagen zu kritisieren. Er kann sich zwar benehmen, schließlich war er in der Tanzschule und in der Studentenverbindung, aber in den intimeren Strukturen seines männlichen Selbstgefühls ist die Gefahr bestehen geblieben, als jemand zu erscheinen, der unterm Pantoffel steht, als Weichling. Daher kann er Helga auch nicht erklären, wie sehr es ihn schmerzt, wenn sie sich nach der Geburt der Kinder erotisch von ihm zurückzieht.

Helga ist auf ihre Weise nicht weniger auf ihre eigene Sicht der Ehe fixiert. Sie hat nie versucht, zu verstehen, weshalb Klaus sich damals so verhalten hat; sie fühlte sich abgewiesen und zog sich schmollend zurück.

Klaus und Helga kommen beide aus Familien, in denen es ständig Streit gab und die Eltern sich entwerteten. Klaus' Vater war ein Arbeiter, der seine Frau und seine Kinder anschrie und beschimpfte, wenn er getrunken hatte. Helga kommt aus einer Akademikerfamilie, in der die Mutter immer wieder Liebschaften hatte und den Vater einen Spießer nannte, der es nur zu einem kleinen Beamten gebracht habe. Wenn sie nur nicht die Torheit geritten hätte, ihn zu heiraten, wäre ihr schließlich eine Karriere als Musikerin sicher gewesen.

In dem Entwurf einer Partnerschaft, den Jugendliche aufbauen, steckt angesichts negativer Erfahrungen mit den eigenen Eltern ein Gegenbild. Klaus wollte nie primitiv und gewalttätig sein, sondern souverän, ein Gentleman. Helga wollte nie liederlich sein und ihre Kinder vernachlässigen. Zu Beginn der Ehe funktionierte diese Konstellation gut: Helga erkannte in Klaus einen absolut zuverlässigen und treuen Partner; Klaus in Helga eine Frau, die eine viel höhere und schönere Vorstellung von einem gemeinsamen Leben hatte als seine Eltern. Aber die Selbstgefühlsschwächen beider gefährdeten schon sehr früh den zärtlichen Dialog und damit die Fähigkeit, Differenzen in der gegenseitigen erotischen Bemächtigung auszugleichen.

Die gegenwärtige Krise signalisiert den desolaten Spätzustand. Klaus empfindet Helga als Teil seines Lebens, er fürchtet, dass alles zusammenbricht, was er aufgebaut hat. Das Haus muss verkauft werden, die Kinder sind unglücklich, die Freunde werden ihm Vorwürfe machen, schließlich ist er fremd gegangen. Er hat zwar Helga zu Hause kritisiert, sie aber seinen Freunden gegenüber stets verteidigt und hochgehalten. Niemand wird verstehen, warum er ihr nicht treu geblieben ist, und er kann das auch niemandem erklären. Alles, was er Helga gegenüber vorbringen kann, ist die Normerfüllung – man lässt sich nicht scheiden! – und der Undank – er habe sie viele Jahre versorgt. Beide Argumente bringen Helga noch weiter auf Abstand.

Helga hingegen signalisiert noch in ihrem Anspruch, Klaus

solle einsehen, dass die Ehe nichts mehr wert sei, und eine ordentliche Trennung organisieren, wie sehr sie – ohne ihn dafür anzuerkennen – sich die ganzen Jahre auf seine Realitätstüchtigkeit verlassen hat.

Äußerlich gleicht die Krise von Nelly und Sam dem Konflikt zwischen Klaus und Helga. Auch Sam hat eine Freundin, seit die gemeinsame Tochter ausgezogen ist und er beruflich kürzer treten muss. Sam ist Unternehmer, er hat für die Familie großzügig gesorgt, riskiert aber immer wieder, in cholerischen Ausbrüchen das gesammelte Wohlwollen zu verspielen.

Die sozialen Gegensätze im Hintergrund der Ehe sind ähnlich: Sam ist der uneheliche Sohn einer Magd, Nelly die Tochter eines Universitätsprofessors, dessen Lehrbuch noch heute überarbeitet und aufgelegt wird. Und selbst die kränkende Szene von Klaus – »dann schau ich doch so verheiratet aus!« – findet sich in ähnlicher Form. Sam ist, wenn er mit Nelly allein verreist, der aufmerksamste Begleiter und leidenschaftlichste Liebhaber. Aber er ist nie vor Bekannten zu ihr zärtlich, lässt sie auf einer Party sofort stehen oder kritisiert sie vor einer Tischgesellschaft, wenn sie etwas Unüberlegtes gesagt hat.

Während Klaus geradezu zwanghaft behauptet, seine Geliebte sei keine Gefahr für die Ehe, ist Sam hin- und hergerissen. Er behauptet bald, seine Familie über alles zu schätzen, plant dann allerdings wieder, mit der Freundin – einer geschiedenen Universitätslehrerin, die in den USA geboren sei – in die Vereinigten Staaten zu gehen und dort dann ein ganz neues Leben anzufangen.

Nelly hatte sich vor Sams außerehelicher Beziehung erotisch öfter verweigert, ist aber gegenwärtig sehr gekränkt und enttäuscht, dass er ihr eine andere Frau vorzieht und versucht manchmal sogar, ihn zu verführen, indem sie nachts in sein Zimmer kommt und zu ihm ins Bett schlüpft. Sie behauptet, sie könne durchaus ertragen, dass da eine andere Frau in Sams Leben sei, aber sie würde es nicht akzeptieren, wenn er alles mit der Geliebten und nichts mit ihr teile. Sie droht dann mit Scheidung, spricht auch vage von »Schlimmerem«. Sam soll glauben, sie wolle sich umbringen, das aber – so klärt sie ihren Therapeuten auf – habe sie nicht wirklich vor. Sie setzt kokett hinzu: ob er denn solches Tricksen schlimm fände?

Während Klaus und Helga zusammen in die Therapie kommen und die Initiative deutlich von Klaus ausgeht, kommt Nelly allein. Sam hält nichts von dem Psychogerede. Da würde man doch eher mehr als weniger verrückt, er sehe das immer wieder im Bekanntenkreis.

Zwei Jahre nach ihrer Paar- bzw. Einzeltherapie leben Klaus und Helga in Scheidung. Nelly und Sam haben gerade einen gemeinsamen Urlaub in Rom verbracht und sind so begeistert von der Stadt, dass sie überlegen, ob sie nicht dort eine Wohnung nehmen und ihren Lebensabend in Trastevere verbringen wollen. Der Therapeut hat in beiden Fällen mit ähnlichen Interventionen gearbeitet: Mehr Bewusstsein für kränkendes Verhalten, Aufbau von Verständnis und Rücksicht für die Eigenheiten des/der Anderen, Verknüpfung des eigenen Verhaltens in der Ehe mit früheren Erfahrungen, um Distanz zu eingeschliffenen Reaktionen zu finden und Alternativen zu entwickeln.

Auf den ersten Blick sehen die Voraussetzungen für Klaus und Helga besser aus. Beide sind für eine Therapie motiviert. Klaus ist bereit, seine Geliebte aufzugeben, und spielt die Bindung an diese herunter, während Sam immer wieder (und zu Nellys tiefster Kränkung) fordert, sie solle ihn endlich loslassen, ihre eigenen Wege finden, er wünsche sich ein neues Leben an der Seite der Geliebten. Nelly soll, wenn es schon sein muss, zu einem Therapeuten gehen. Aber er werde materiell immer für sie sorgen, das sei keine Frage.

Was bei Klaus und Helga wie Stabilität wirkt, entpuppt sich als Starre. Was bei Sam wie ein Aufbruch zu neuen Ufern wirkt, beruht auf der Überschätzung der Bereitschaft seiner Geliebten, sich in einer ähnlich liebevollen und zärtlichen Art auf seine cholerische Persönlichkeit einzulassen, wie es Nelly seit vielen Jahren tut. Die entscheidende Qualität, die Sam und Nelly hilft, eine Krise zu überwinden, an der Klaus und Helga scheitern, ist die Bereitschaft beider zur Wiedergutmachung.

Diese Beobachtung lässt sich immer wieder bestätigen. In der Ehetherapie geben nicht die vorliegenden Kränkungen, Spannungen, Konflikte den Ausschlag, sondern die mitgebrachten Ressourcen, einander zu trösten, sich gemeinsam von etwas Vergangenem zu distanzieren, etwas Neues oder auch Altes zusammen zu genießen. Der Therapeut soll sich nicht zu sehr auf den Konflikt, auf die Spannungen konzentrieren. Damit kann er Verletzungen vertiefen, was gefährlich ist, wenn sich das Paar in der therapeutischen Situation noch nicht geborgen fühlt. Wichtiger ist es, das Verbindende aufzusuchen und Aufmerksamkeit für Verluste in diesem Bereich zu wecken.

Klaus beharrt auf seinem Recht ebenso wie Helga auf dem ihren. Die Kränkungen können sich nicht auflösen; es gibt im besten Fall ein Beschweigen, einen Waffenstillstand. Beide Partner sind überzeugt, dass nur der/die Andere den Konflikt lösen kann. Sam hingegen hat Nelly zwar sehr verletzt, aber er gibt sich auch wirklich Mühe, ihr zu vermitteln, dass er es bedauert, dass sie es nicht leicht mit ihm hat. Nelly ihrerseits nimmt ihn dann wieder auf, sie kann die guten Stunden genießen.

Die Analyse der Problemtraditionen in einer langjährigen Ehe ist somit eher der zweite Teil der therapeutischen Intervention. Wichtiger und hilfreicher ist es zunächst, die Gegenkräfte zu finden, welche helfen, Konflikte zurückzustellen, rechthaberische Ansprüche zu zähmen und sich nach Kränkungen zu versöhnen. Diese Qualitäten sind im Alter noch mehr gefordert als zu Zeiten, in denen es nach einer Trennung leichter fällt, neue Kontakte zu knüpfen.

Auch der Therapeut sollte sich zuerst auf das konzentrieren, was vorhanden und gut ist. Das gilt beispielsweise für die Situation, in der eine wichtige Bezugsperson der Therapie feindlich gegenübersteht und sie entwertet. In dem oben beschriebenen Fall hatte Sam Nellys wiederholten Versuchen widerstanden, doch seinerseits auch therapeutische Hilfe zu suchen, statt rastlos zu arbeiten, hektisch eine Zigarette an der anderen anzuzünden und zu viel zu trinken. Darüber hinaus ließ er kein gutes Haar an dem Therapeuten, als sie anfangs unbefangen die eine oder andere Bemerkung aus ihren Gesprächen an ihn weiterreichte.

Der Therapeut tut gut daran, Nelly nicht beizupflichten, wenn sie ihren unkooperativen Partner entwertet und zu einem reaktionären Tölpel machen möchte. Da sonst niemand für Sam spricht, Sam aber eine wichtige Figur in der Therapie ist, muss der Therapeut eher versuchen, die Entwertung Sams zu mäßigen und möglichst respektvoll und sachlich aufzunehmen, was von ihm erzählt wird. Angesichts einer narzisstischen Störung kann der Therapeut nicht nur die Kränkungen Anwesender, sondern auch die Abwesender untersuchen und Veständnisstrategien entwickeln, welche die Beteiligten entlasten. Es geht darum, in einem Paar Distanz von Rechthaberei zu entwickeln – und humorvoller Abstand von therapeutischen Rechthabereien ist da allemal eine Hilfe. Wenn Nelly wieder einmal beklagte, dass es Sam an jeder Sensibilität mangle, genügte in den späteren Stadien der Therapie oft schon ein Austausch von Blicken, und sie setzte hinzu: »Aber ich weiß ja, vom Ochsen kann man nur Rindfleisch erwarten, das haben Sie einmal gesagt, es ist ja wahr... Und will ich mit einem Ochsen verheiratet sein... Er ist ja nicht immer so, ich verlange zu viel von ihm.«

Mehr oder weniger wird der Therapeut zum Anwalt der nichtanwesenden Bezugspersonen. Er bearbeitet ambivalente Beziehungen, er agiert nicht in ihnen. Das bedeutet beispielsweise, dass er nach Antworten auf die Frage sucht, weshalb Nelly gerade Sam geheiratet hat, was sie an ihm fasziniert hat, und warum sie die Eigenschaften, die ihr einst so viel bedeuteten, jetzt an ihm nicht mehr auffinden kann.

6. Kinder und Enkel

Leider können wir nicht mehr so werden wie die Kinder; stattdessen müssen wir mit ansehen, dass die Kinder so werden wie wir.

Erich Kästner

Frauen erleben den Beginn und das Ende ihrer Generativität intensiver als Männer. Die Menarche ist ein eindeutiger Punkt, ebenso die Menopause, während bei Männern die Fortpflanzungsfähigkeit irgendwann da ist, in einem gleitenden Übergang vom Kind zum Erwachsenen, und ebenso wieder verschwindet. Es gibt prominente Beispiele für Männer im Großelternalter, deren Kinder mit den Enkeln der Kinder aus einer früheren Ehe spielen. Frauen ist diese Möglichkeit verschlossen, solange sie sich nicht in die Praxis eines Fertilitätstechnikers begeben und sich im Großmutteralter ein befruchtetes Ei implantieren lassen.

So banal diese Tatsachen sind, ihre psychologische Bedeutung ist doch erheblich. Während für die Großmutter in der Regel klar ist, dass jetzt eine neue Lebensphase begonnen hat, kann ihr Mann diese Lebensphase gerade mit dem »Jennifer-Fieber« abwehren. So hat eine amerikanische Autorin die Leidenschaft der älteren Männer für junge Frauen genannt. Zur Zeit ihrer Untersuchungen war in den USA der Vorname Jennifer bei den Frauen um die 25 besonders verbreitet.

Wie verbreitet dieses Fieber bei den Eliten ist, zeigt ein Blick in die Tageszeitung – hier die »Süddeutsche Zeitung« vom 10. September 2003. »Franz Beckenbauer, 57, Fußballidol, denkt wieder ans Heiraten. Zunächst aber soll seine Lebensgefährtin Heidi Burmester im November das zweite gemeinsame Kind zur Welt bringen... Beckenbauer: ›Ich warte jetzt auf den zweiten Nachwuchs und freue mich, diese Familie gegründet zu haben.‹ Beckenbauer, der einen Sohn mit Burmester und drei Söhne mit seiner ersten Ehefrau Brigitte hat, rechnet fest mit einem weiteren Jungen: ›Ich habe acht Enkel, sieben Buben, das sagt alles.‹« Eine zweite Meldung in derselben Ausgabe: »Luciano Pavarotti, 67, Startenor, singt seine sieben Monate alte Tochter Alice mit Arien in den Schlaf. ›Ich singe, wenn sie weint. Und ich singe so laut, dass sie sofort aufhört‹, sagte Pavarotti.«

Frauen reagieren meist eher zornig als mitleidsvoll auf diese Abwehr der Großelternrolle. Eine genauere Untersuchung der Folgeleiden eines Jennifer-Fiebers könnte sie vielleicht toleranter stimmen. Ich habe einige Male beobachten können, welche immensen körperlichen und geistigen Belastungen Männer verarbeiten müssen, die sich an der Schwelle zum Großelternalter aus ihrer bisherigen Familie verabschieden und eine neue gründen, ohne das Personal bezahlen zu können, das den prominenten Verweigerern der Großvaterrolle ihre Situation erträglich macht.

Wenn sie sich eingestehen, dass sie eigentlich nicht mehr Väter kleiner Kinder sein wollen, bedrücken sie unter Umständen eine Frau, die gerne noch eigene Kinder hätte, mit einem unfreiwilligen Verzicht, verlieren schließlich auch die neue Beziehung und stehen am Ende vor einem Scherbenhaufen. Wenn sie verdrängen, wie viel seelische und körperliche Ausdauer die Sorge für ein oder mehrere Babys verlangt und sich in das Abenteuer einer zweiten Familie stürzen, belasten unerfüllbare Erwartungen die Liebesbeziehung. Die junge Frau, die sich in einen väterlichen Mann verliebt hat, versprach sich von ihm besonders viel Reife, Erfahrung und Halt angesichts der Bedürfnisse ihres Säuglings. Jetzt muss sie erleben, dass er möglichst viele Elternfunktionen an sie delegieren möchte, weil hinter der Fassade des grauhaarigen Lovers ein Stück Sehnsucht nach der Rolle des geliebten, gewährenden, aber in seinen Ruhebedürfnissen respektierten Opa auf Erfüllung wartet.

Wer die Entstehungsbedingungen des Jennifer-Fiebers untersucht, kommt bald auf das Thema mangelnder beruflicher Bestätigung. Wer seine Familie aufs Spiel setzt, um wieder Dynamik und Dramatik in sein Leben zu bringen, wehrt durch dieses sozusagen manische Privatleben gar nicht selten eine berufliche Depression ab. Er fühlt sich an einem toten Punkt seiner Karriere, hat Rückschläge einstecken müssen, ist gekränkt, weil ihm andere vorgezogen werden, die er für weniger würdig hält als sich selbst.

Ein Großvater, der sich mit dem Verlust der beruflichen Bestätigung nicht abgefunden hat, ist in Gefahr, ein mürrischer, kinderfeindlicher alter Mann zu werden. Das wird sogar noch verschärft, wenn er bemerkt, wie zärtlich sich die Großmutter den Enkeln zuwendet und wie viel Erfüllung sie aus dem Kontakt mit ihnen zieht. Hier wirkt sich schädlich aus, was manchmal als männliches Privileg beneidet wird: die geringere Unterwerfung des Mannes unter biologische Zyklen. Manches lernen Menschen gern und spontan, vieles aber nur, weil sie es lernen müssen – und doch nützt ihnen auch diese Erfahrung. Den Verlust der Jugend ohne Verbitterung hinzunehmen, ist meist ein so erzwungenes und dennoch immens nützliches Lernen, mit dem Frauen früher beginnen, in dem sie sich untereinander mehr Zuwendung verschaffen und das sie oft auch erfolgreicher abschließen als Männer.

Ältere Männer belastet der Kontakt mit Kindern und Jugendlichen, wenn sie sich nicht damit abgefunden haben, dass sie selbst nicht mehr jung sind. Viel von den Gefühlen, durch die Schnelligkeit, das Gelächter und Geschrei, das exhibitionistische Verhalten von Kindern und Jugendlichen belästigt zu sein, hängt mit solchen nicht abgetrauerten Bedürfnissen der älteren Menschen zusammen.

Von meinen Großmüttern kann ich mich nicht erinnern, jemals einen Einwand gehört zu haben, wenn ich als Kind zeigte, wie schnell ich bergab und bergauf rennen konnte. Großvater und Großonkel hingegen erhoben verbietend ihre Stimme: Wer sich nicht besser beherrsche, der sei kein rechter Bergsteiger und werde sich irgendwann den Hals brechen.

In dem Vertrag, der sich von selbst schließt, wenn wir Elternschaft riskieren, steht manches Kleingedruckte, das wir nicht zu beachten pflegen. Bereits die Pubertät der eigenen Kinder beschert den Eltern Probleme, von denen im Lebensplan einer Mutter oder eines Vaters wenig zu lesen war. Kinder, die keinen guten Rat brauchen und behaupten, keine Kinder mehr zu sein – war das so abgemacht? Da wäre es nützlich, sich an die eigene Jugend zu erinnern. Es mutet in der Psychotherapie Älterer oft merkwürdig an, wie gut Eltern vergessen können, dass sie selbst einmal jung waren und voller Vorbehalte gegenüber den guten Ratschlägen ihrer Mütter oder Väter. Noch viel weniger sind wir darauf vorbereitet, dass unsere Kinder plötzlich ihren eigenen Liebeskummer, ihre Partnerkonflikte und schließlich eigene Kinder haben.

In einem amerikanischen Magazin habe ich einmal den Scherz gefunden: »Wenn eine Tochter unter Mordanklage gerät, wird ihre Mutter völlig überzeugt sein, dass sie unschuldig ist. Wenn diese Tochter aber behauptet, sie habe im Winter immer warme Unterhosen getragen, wird die Mutter völlig überzeugt sein, dass sie lügt.« Eine Mutter weiß eben, wozu ihr Kind fähig ist.

Viele Spannungen zwischen erwachsenen Kindern und ihren Eltern, vor allem auch zwischen Eltern und Großeltern, wurzeln in der Unfähigkeit, sich mit der schwindenden Macht über eine Person abzufinden, von der wir uns etwas wünschen, das diese nur freiwillig geben kann. Statt das Schwinden ihrer Macht nüchtern zu sehen, es teils zu betrauern, teils gegen die ebenfalls geschwundene Belastung durch Fürsorge und Verantwortung aufzurechnen und sich ihrem eigenen Leben zuzuwenden, neigen solche Eltern dazu, dort mit Vorwürfen nachzusetzen, wo sie ihre Erziehung missachtet und ihr Vorbild nicht erreicht finden.

In seinem Buch »Die Korrekturen« hat Jonathan Franzen viele solche Situationen gezeichnet und die absurde Komik herausgearbeitet, wenn bereits schwer behinderte Eltern mit letzter Kraft ihre physischen und geistigen Handicaps überwinden, um längst erwachsene »Kinder« mit ihren Bewertungen, Vorwürfen und Unterstellungen zu quälen. Man ist an den alten Jagdhund erinnert, der lendenlahm hinter seinem Herrn hinkt, aber plötzlich, weil er einen Hasen wittert, aufbellend in die Büsche schießt, um nach vergeblicher Jagd noch ein wenig mehr zu lahmen als vorher.

Je weniger wirklichen Einfluss Eltern haben, umso mehr sind sie auch gefährdet, dem elterntypischen Gegenstück zum Familienroman der Kinder anheim zu fallen: aus der Realität auszusteigen, dass sie nun einmal dieses Kind und kein anderes haben, und durch die Schilderung des Erfolgs anderer Kinder in den Traum einzutauchen, diese seien ihre eigenen. Ein vielleicht nicht erkannter, vielleicht aber auch durchaus geschätzter Nebeneffekt: Auf diese Weise können die enttäuschenden realen Kinder gequält werden. Franzen beschreibt, wie Enid, die Mutter des armselig um seine Lebensillusionen ringenden »Schriftstellers« Chip, diesem die Einladung bei einem seiner Schulfreunde (»er war nie mein Freund«, sagt Chip sofort) vorhält, wie sie mit elaborierten Schilderungen von dessen sechs Schlafzimmern in dem neugebauten Haus, bereits vier Kindern und dessen erfolgreichem Unternehmen danach trachtet, den Sohn anzuspornen, während dieser sich misshandelt und verkannt fühlt. Es ist gut beobachtet, dass angesichts solcher Mutterliebe Chip sexsüchtig geworden ist, dadurch seine Stelle an einem College verloren hat und keine stabile Beziehung zu einer Frau aufbauen kann, sodass er in Enids Fantasie immer noch auf ihre mütterlichen Ratschläge angewiesen ist.

Werden Enkelkinder geboren, ergibt sich eine Forderung, welche die meisten Großeltern ganz unvorbereitet trifft: Sie müssen plötzlich erkennen, dass sie für die Enkel nicht die einzigen Großeltern sind, wie sie es zunächst in einer unbewussten Verlängerung und Ausweitung der eigenen Elternerfahrung annehmen möchten. Während Vater und Mutter *einen* Hausstand gründen und danach trachten, den eigenen Kindern eine möglichst einheitliche Welt anzubieten, sind Enkel und Großeltern mit Parallelwelten konfrontiert, die mehr oder weniger verträglich sind. Eltern sind unvergleichlich. Großeltern hingegen werden verglichen – wo ist es schöner, wer bietet mehr, wessen Geschenke sind prächtiger? Eltern haben eine quasi mitgeborene Macht; Großelternbeziehungen kann sich mit begrenzten Wahlmöglichkeiten ein Enkel aussuchen.

Viele unserer Idealbilder über harmonische Familien mit großen Festtafeln bei Hochzeit, Taufe und Beerdigung reichen in eine Zeit zurück, in der Ehen arrangiert wurden. Heute wird angesichts einer Schwangerschaft das Aufgebot bestellt. Die künftigen Großeltern lernen einander nicht selten erst auf dem Standesamt kennen. Da kann es durchaus passieren, dass sie erst jetzt herausfinden, welche Sprache die Eltern des Bräutigams sprechen und ob sie sich ohne Dolmetscher mit diesen verständigen können.

Wer sich in der modernen Arbeitswelt zurechtfinden und Erfolg haben will, muss sich umstellen können und tolerant gegenüber Personen sein, die anders denken. In vielen Betrieben ist interkulturelle Vernetzung selbstverständlich. Daher wirken die Probleme, die auf eine in zwei Kulturen verwurzelte Familie zukommen, zunächst oft auch viel harmloser, als sie sind. Mit einer anpassungswilligen, jungen Person hat ein Familiensystem zunächst einmal keine Verdauungsprobleme. Solange der ägyptische Student mit seiner deutschen Partnerin deren liberale Familie besucht, seinen Charme und seine Sprachkenntnisse zur Geltung bringt und alle bezaubert, können sich die Beteiligten eine interkulturelle Ehe zur interessanten Erfahrung machen.

Erst nach der Geburt eines Kindes erkennen Paare, wie fremd sie sich in aller imaginierten Nähe geblieben sind. Die Enttäuschung ist bei interkulturellen Ehen besonders grimmig, und die Macht der Großmutter ebenso segensreich wie zerstörerisch. Wir müssen uns nur vorstellen, wie es der liberalen deutschen Frau des Ägypters geht, die jetzt erlebt, dass ihre Schwiegermutter in Kairo von jeder der Frauen ihrer Söhne bedingungslosen Gehorsam erwartet und stets das letzte Wort in allem beansprucht, was mit einem ihrer Enkel geschehen soll.

Das Trauma des Enkelentzugs

Die 65-jährige Martha sucht Hilfe, weil sie sich oft starr vor Angst fühlt – Angst vor ihrem Ehemann, der zu cholerischen Ausbrüchen neigt, Angst vor Krankheiten, vielfältige Ängste, dass ihrer Mutter, ihrem Sohn, ihren Enkeln etwas zustoßen könnte.

Sie hat einen Sohn, der nur das Nötigste mit ihr bespricht, und eine Schwiegertochter, die höflich und kalt mit ihr umgeht und nichts von dem annehmen mag, was sie ihr ganz, ganz vorsichtig zu vermitteln versucht – dass sie die Enkel falsch ernährt, falsch erzieht, falsch bekleidet, dass es nicht richtig ist, kleine Kinder dem Vater zu überlassen, weil man selbst den Beruf nicht ganz aufgeben will, dass kleine Kinder einen warmen Schal und eine Mütze brauchen, wenn sie auf die Straße gehen, Gemüse und Obst essen müssen, etwas Warmes zu Mittag, nicht nur Konserven oder Flocken mit Milch und Kartoffelchips vor dem Fernseher.

Ganz, ganz vorsichtig versucht sie auch, die Enkelinnen dem katholischen oder doch wenigstens christlichen Glauben nahe zu bringen. Kinder müssen an etwas glauben, es ist schrecklich arm und kalt, wenn sie ohne Glauben aufwachsen müssen. Und die andere Großmutter, die Mutter der Schwiegertochter, ist Atheistin. Martha findet es traurig, wenn Kinder in der Stadt aufwachsen müssen, sie hat ihre Kindheit auf einem Bauernhof so schön gefunden.

Martha ist während des Zweiten Weltkriegs geboren worden und wuchs, angeblich weil es dort sicherer war, mit ihrer Oma

auf dem Lande auf, wo diese im Austraghäuschen eines Bauern-
hofs lebte und sehr beliebt war, weil sie half, wo sie konnte,
Pflanzen und Pilze sammelte und sich mit dem kleinen Mädchen
viel in der Natur aufhielt. Es gab noch einen zweiten, in der Familie tabuisierten Grund. Martha war unehelich geboren. Die
Eltern heirateten erst, als der Krieg beendet war. Jetzt hatte auch
bald das schöne Leben mit der Oma ein Ende, Martha bezog mit
ihr und den Eltern eine Stadtwohnung, ein zweites Kind wurde
erwartet, die Rente der Großmutter wurde gebraucht, um die
Miete zu bezahlen. Aber die Mutter konnte die Oma im Grunde
nicht leiden.

Wenn die Mutter mit der Oma schimpfte und die Oma das
wehrlos duldete, wusste Martha nicht, wohin vor Kummer und
Angst. Sie fürchtete die Mutter und hätte sie gerne geliebt, sie
liebte die Großmutter und konnte nicht verstehen, warum die
Mutter sie nicht auch liebte, sie verachtete den Vater, der kein
Machtwort sprach, alles den Frauen überließ, beruflich erfolglos
blieb, Schulden machte, erkrankte, schließlich von der Mutter
gepflegt werden musste, die mit einer Stelle in einem Büro die
Familie durchbrachte.

Die Zeit mit der Großmutter auf dem Bauernhof war die glück-
lichste Zeit der Kindheit gewesen. Die Mutter hatte Martha die
Großmutter genommen, hatte sie ihrer Macht beraubt, einge-
schüchtert, in ein Zimmer gesperrt, sie in einen Schatten ihrer
selbst verwandelt. Diese Mutter war mächtig, daher identifi-
zierte sich das Kind mit ihr. Die Mutter musste alles kontrollieren und war mit nichts zufrieden, und so wurde Martha auch.

Seit sie sich ihre Ängste eingestanden hat und mehr und mehr
erlebt, dass sie in der Gruppentherapie stabilisiert wird, kann sie
sich und ihrer Familie einen großen Teil der Belastungen ersparen. Auf der anderen Seite hält Martha zäh daran fest, dass sie
die Bedrohte, das Opfer von Sohn, Schwiegertochter, Ehemann
und manchmal auch »bösen« Gruppenmitgliedern ist. Sie hört
Rückmeldungen, wie entwertend und darin aggressiv sie mit
ihrem Ehemann und ihrer Schwiegertochter umgeht, wie eine Ve-
nezianerin des Mittelalters den Bericht Marco Polos über seine
Reise nach China.

Die Reaktion des Kindes auf verletzende Unordnung ist häufig ein übersteigertes, perfektionistisches Bedürfnis, alles richtig und gut zu machen, das seine Ursprünge aus Wut und Chaos vielleicht insofern noch verrät, als es sich schnell in aggressiver oder vorwurfsvoller Weise gegen jene richtet, die den eigenen Perfektionismus nicht durch ebensolche Bemühung erwidern. Der Gestus »ich habe das für dich getan – wie kannst du dich unterstehen, es nicht auch für mich zu tun!« zündet viele Kämpfe in Beziehungen.

Perfektionismus hängt mit einer Regression auf frühe, noch nicht abgegrenzte Erlebnisformen zusammen, in der das Ich und das Du verschmelzen, wobei ein starrer, vom bewussten Ich oft als unrealistisch erkannter Anspruch einfach nicht aufgegeben werden kann, ohne dass die Person in Panik gerät. Er bestimmt die Qualität von Selbstobjektbeziehungen: Eine Bezugsperson, die für die Festigung des eigenen Selbstgefühls unentbehrlich ist, darf nicht von den Normen abweichen, die von solchen Bedürfnissen als »objektive« Mindestforderung angesehen werden, an denen nicht gerüttelt werden darf.

Martha war als kleines Kind durch den Hass zwischen der geliebten Großmutter und der gefürchteten Mutter extrem verunsichert worden. Sie bemühte sich seither, brav zu sein und alles richtig zu machen, und wurde verständnis- und letztlich gnadenlos, wenn es darum ging, Schwächen und »Fehler« der von ihr narzisstisch besetzten Personen zu verarbeiten. Normabweichungen von ihrer Wertewelt konnte sie intellektuell zwar nach einiger Anstrengung erkennen, aber es war ihr unmöglich, sie mit Humor zu nehmen und anders zu verarbeiten als dadurch, sich einzukapseln, zurückzuziehen, bzw. durch Verdrängung und Verleugnung.

So war ihr Sohn als 24-jähriger Student einmal zu einem Weihnachtsfest nicht erschienen. Wenn Martha diese Geschichte erzählte, konnte man jedes Mal dieselbe Empörung und Verständnislosigkeit erkennen. Sie konnte genau berichten, wie schön sie immer Weihnachten gefunden hatte, wie da die Familie sich zu vertragen schien, Mutter und Großmutter einen Waffenstillstand schlossen, der große Baum geschmückt wurde. Es war und blieb eine wahnsinnige, unverzeihliche Kränkung, dass ihr Sohn sich nicht abgemeldet hatte, sondern es vorzog, mit Freunden in einer Kneipe zu feiern.

Martha konnte, wenn in der Therapiegruppe Mitglieder im Alter ihres Sohns berichteten, sie fänden dessen Verhalten normal und sehr verständlich, diesen zuhören und ihre Haltung interessiert zur Kenntnis nehmen. Das hinderte sie nicht daran, einige Monate später dieselbe Geschichte mit denselben Kränkungsgefühlen zu wiederholen.

Wenn andere Gruppenmitglieder sagten, ein Student habe eben andere Interessen als dessen 50-jährige Mutter, hörte sie ebenfalls zu – ohne Wirkung auf die in ihre Erinnerung gegrabene Szene. Man hätte das selbstgerecht finden können, aber Martha bemühte sich durchaus um Objektivität: So ließ sie zwar kaum ein gutes Haar an ihrer Schwiegertochter, was den Umgang mit den Enkeln anging, aber sie gestand auch freimütig, dass ihr Sohn und seine Frau es in Bezug auf ihre Ehe besser gemacht hätten als ihr Mann und sie.

Wer an berufliche Aufgaben perfektionistisch herangeht, wird zwar keine besondere Karriere machen, weil er sehr viel Zeit vergeudet und oft das Wesentliche nicht vom Unwesentlichen unterscheiden kann. Aber wo es um Leistung geht und nicht um Gefühle, ist es sehr viel leichter, den Perfektionismus zu lenken. In Gefühlsdingen hingegen kommen wir nicht sehr weit, wenn Kränkungen nicht unseren Humor wecken, sondern ausschließlich durch die Anstrengung bekämpft werden, es irgendwann so gut zu machen, dass alle Einwände verstummen und wir ganz genau das bekommen, was wir brauchen.

Martha war extrem eifersüchtig. Wer verletzt und verunsichert ist wie sie, kann nur voll unterdrücktem Neid verfolgen, wie simpel andere Menschen ihre Liebesbeziehungen leben. So peinigte sie ihren Mann; dieser aber konnte ihr Verhalten nicht liebevoll und souverän zurückweisen, sondern reagierte seinerseits verletzend, mit Gegenkränkungen, Wutausbrüchen, Diskussionen etwa des Inhalts, wenn sie sich ihm schon sexuell verweigere, dann müsse sie ihm einen Bordellbesuch aus der Haushaltskasse finanzieren. Besonders schlimm war es, dass er nach Feierabend begann zu trinken, und nach einer Flasche Wein oft die Beherrschung verlor, was Martha in panische Angst versetzte.

Die Tatsache, dass sich Martha mit ihrer belasteten Ehe, mit der immer noch angespannten Beziehung zu ihrer jetzt schon fast 90-jährigen Mutter und mit den Kränkungen durch ihren abweisenden Sohn abfinden konnte, aber angesichts des drohenden Enkelentzugs therapeutische Hilfe suchte, belegt die Wucht solcher Emotionen. Anscheinend ist gerade bei Frauen, die bisher mit großer Anstrengung und Selbstdisziplin eine schwere Kindheit gemeistert und sich mit einer belastenden Ehe arrangiert haben, der Kontakt zu Enkeln ein Elixier, dessen Entzug sie kaum zu ertragen meinen.

Das mag damit zusammenhängen, dass angesichts einer spannungsreichen Partnerschaft die eigenen Kinder häufig parentifiziert, das heißt als Elternersatz gebraucht werden. Sie sind Vertraute, Gesprächspartner im Ehekonflikt, Söhne oder Töchter, die es als Männer oder Frauen gewiss besser machen werden als der so wenig taugliche Partner. Enkel sind sozusagen gemeinsame Kinder des parentifizierten Sohnes oder der parentifizierten Tochter mit dem einst überforderten Elternteil, der gegenüber dem Kind die Erwachsenenrolle nicht halten konnte.

Bei Martha vermute ich noch einen zweiten Gesichtspunkt: sie hatte die Loslösung ihres einzigen, abgöttisch geliebten und perfektionistisch erzogenen Sohnes als so verletzend erlebt, dass sie sich eine Wiedergutmachung wünschte. Gleichzeitig war sie eifersüchtig auf die Frau, die er gewählt hatte. Da sie wenig Liebe für die Rivalin empfand, musste sie sich auch sehr vor deren Wut und Rache fürchten, die sie sich entsprechend ihrer eigenen Vorbehalte gegen die Schwiegertochter ausmalte.

Aus diesen Quellen stammen die verwirrenden und widersprüchlichen Gefühle Marthas zur Schwiegertochter. Statt erleichtert zu sein, dass sie keine so leidenschaftliche Mutter ist wie sie, wird ihr dieser Mangel vorgehalten; anderseits fürchtet Martha ständig, die Rivalin könnte die Entlastung durch die Großmutter einer Laune opfern. Sie entwertet sie als Mutter, beneidet sie um ihre Macht über ihren Sohn und fühlt sich dem Paar ausgeliefert, das ihr die Enkel bitte aufbürden soll, damit Martha einflussvoll unter dieser Aufgabe leiden darf. Auch wenn es ihr zu anstrengend ist, die beiden Enkel einen ganzen Tag zu hüten, darf sie es nicht sagen – sie könnte sonst überflüssig werden.

Obwohl ihr die Gruppe mit Engels- und Teufelszungen zuredet, doch endlich ihren Sohn in ihre Ängste einzuweihen und sich der Tatsache zu versichern, dass sie zwar als besserwisserische Übermutter unerwünscht, als liebe Oma jedoch höchst erwünscht ist, kann Martha über keinen dieser Konflikte mit ihrem Sohn und der Schwiegertochter sprechen. Statt dessen überlegt sie ernsthaft, ob sie nicht einen Anwalt beauftragen oder das Jugendamt verständigen solle, um durchzusetzen, dass ihre Vorstellungen, wie Kinder gekleidet, bekocht und erzogen werden müssen, bei den Enkeln endlich die gebührende Beachtung finden.

Wenn sie in der Gruppe wieder einmal hörte: »Die gefährlichste Person, um den Enkelentzug herbeizuführen, sind ganz gewiss Sie!«, lächelte sie ungläubig und höflich – »meinen Sie …?«

Während Martha den Enkelentzug immer befürchtete, er aber nie vollzogen wurde, zeigt der nächste Fall eines tatsächlichen Enkelentzugs, wie angesichts einer Selbstgefühlsstörung die soziale Umwelt entstehende Spannungen steigert oder neutralisiert. Marthas Sohn, der eisern sachlich blieb und sich allenfalls mit »das geht dich nichts an« wehrte, wenn seine Mutter es zu bunt trieb mit Einmischung und Besserwisserei, trug sicher wenig zu ihrer Entlastung bei, steigerte die Spannungen aber auch nicht durch eigene Straf- und Racheaktionen.

Auch in dem Fall des »vollzogenen« Enkelentzugs hatte sich die Großmutter sehr viel Mühe gegeben, sie hatte die Tochter unterstützt, der jungen Familie Geld geschenkt, damit sie ein Haus günstig kaufen konnten, und den Enkel immer wieder in den Ferien aufgenommen. Der Großvater hatte angesichts beruflicher Probleme lange Zeit schwer getrunken, damit aber aufgehört, als die Großmutter drohte, ihn zu verlassen.

Als der Enkel heranwuchs, erzählte er während eines Ferienaufenthalts einmal, dass sein Vater alle Plüschtiere auf den Dachboden geräumt habe, er halte nichts von diesem Kram. Diese Plüschtiere waren Geschenke der Großmutter.

Jetzt stellte die Großmutter, die sich selbst in ihren Geschenken verachtet sah, den Schwiegersohn wütend zur Rede, als er zusammen mit ihrer Tochter das Enkelkind abholen wollte. Die Tochter und der Großvater kamen angesichts des blitzschnell eskalierenden Streits zuerst gar nicht zu Wort; später gesellte sich der Großvater zur Großmutter, die Mutter zum Vater. Die Eltern machten sich mit dem Enkel auf die Heimreise. In Fax und Brief wurde weitergekämpft. Es gab Hausverbote. Der Ehemann drohte mit einer Verleumdungsklage; die Großmutter mit Zwangsvollstreckung, denn das geschenkte Geld sei nur geliehen gewesen, er gehöre nicht mehr zur Familie und müsse es mit Zinsen erstatten.

Die Mutter war überzeugt, dass sich ihre Tochter sogleich von diesem Mann scheiden lassen würde, der sie derart beleidigt hatte. War die Tochter nicht immer ihre Vertraute, ihre Bündnispartnerin gegen den betrunkenen Vater gewesen? Als die Tochter ihrem Ehemann in der Sache Recht gab und nur bedauerte, dass auch er unsachlich geworden sei, wurde sie von der Mutter wütend beschimpft. Das einst zerstrittene Großelternpaar einigte sich zu einer Notgemeinschaft und kämpfte mit vereinten Kräften um den Enkel.

Sie suchten den Familienanwalt auf und erkundigten sich, ob es eine Möglichkeit gäbe, die Enkelherausgabe vor dem Familienrichter einzuklagen. Der Anwalt mahnte zur Besonnenheit: Nur angesichts von nachweisbaren und erheblichen Mängeln in der Betreuung könne ein Kind den Eltern entzogen werden. Streit mit den Großeltern sei hier keine ausreichende Begründung. Das Geldgeschenk freilich könne unter Umständen wegen groben Undanks zurückgefordert werden. Auch hier sei der Ausgang eines Zivilprozesses unsicher und würde die Aussichten auf eine Versöhnung verringern.

So blieb es bei drohenden Briefen und der Forderung, das geschenkte/nicht geschenkte Darlehen zurückzuzahlen. Der Tochter wurde angedroht, sie zu enterben, wenn sie sich nicht von dem unwürdigen Schwiegersohn trenne. Ihr wurde auf seitenlangen Briefen ins Gewissen geredet, wie sie schon immer nervenschwach und beeinflussbar gewesen sei und wie sie jetzt endlich erkennen müsse, wo ihre wahren Bündnispartner aufzufinden seien. Tanten und Onkel wurden zitiert, die voller Unverständnis über diese Entgleisungen der einst so liebevollen Tochter seien;

andere Stimmen kamen hinzu, die Schäden der Großeltern an Leib und Seele durch den Enkelentzug ausmalten.

Schließlich fuhren die Großeltern 400 km zum Wohnort des Enkels, quartierten sich in einem Hotel ein und holten ihn mittags von der Schule ab. Er sollte zu Hause anrufen, es sei alles in Ordnung, er sei mit der Omi unterwegs. Die Mutter verlangte, er solle sofort nach Hause kommen. Der Junge kam, von der Großmutter begleitet, während der Großvater im Auto blieb. Die Mutter riss ihren Sohn an sich, als habe sie ihn aus den Händen der Mafia befreit, und floh mit ihm in ihr Schlafzimmer, wo sie sich einschloss. Sie umarmte ihren Sohn, duckte sich, während die Oma gegen die Türe trommelte. Schließlich zog sich die wütende Großmutter zurück.

Am Abend findet der Ehemann eine verängstigte Mutter. Jetzt ist es an ihm, den Humor zu verlieren und die Szene zu eskalieren. Die Großeltern erhalten Hausverbot, die Schule wird verständigt, den Vater sofort zu benachrichtigen, wenn die Großeltern auftauchen sollten, in Briefen wird das Verbrechen einer versuchten Kindsentführung konzipiert und gnädig von einer Anzeige abgesehen.

Die so viel dramatischere Verbitterung über den Enkelentzug beruht hier auf der stärkeren Gefährdung der Mutter-Tochter-Beziehung durch Regressionen, wenn die Väter nicht in der Lage sind, die Familiengrenzen zu sichern. Marthas Partner und Sohn konnten die großmütterliche Leidenschaft zügeln, sich die Enkel anzueignen, ohne doch die liebevolle Zuwendung der Großmutter ganz zu entwerten. Es war Martha nicht nur klar, dass ihr Sohn im Konfliktfall zu seiner Frau stehen und den Kontakt zu ihr abbrechen würde, sondern sie konnte diese Haltung auch respektieren.

Im zweiten Fall war die Tochter stärker parentifiziert gewesen, sie war die Vertraute der Mutter in ihren Ehekonflikten. Es gab hier keine Familienmitglieder, die Grenzen setzten: der Großvater saß im Auto und sah untätig zu, wie die Großmutter versuchte, den Enkel mit Gewalt der Mutter zu entreißen; der Ehemann eskalierte den Konflikt, statt ihn zu begrenzen.

Der regressive Pakt zwischen Mutter und Tochter gegen die

Männer war gebahnt. Daher auch die Angst der Tochter, ohne den Schutz ihres Mannes der Mutter entgegenzutreten. Beiden Frauen war es versagt geblieben, die Gerechtigkeit als symbolische Struktur innerpsychisch aufzubauen; die Tochter hatte erlebt, wie der Vater seine Verantwortung für die Familie nicht halten konnte; die Mutter hatte sich lange so gefühlt, als sei sie alleinerziehend und für alles zuständig.

An solchen Szenen wird deutlich, wie wichtig die strukturierende und schützende Funktion von Vätern gerade in der individualisierten Gesellschaft ist. Familien, die keine Vorstellungen entwickeln können, dass zwar Liebe ein viel schöneres Regulativ ist als das Recht, dass aber des Recht vor den Zerstörungen von Hass und Rachsucht schützen kann, sind sozusagen Schönwetterfamilien, die angesichts von Stürmen im Chaos versinken.

Der Therapeut beriet konsequent in Richtung auf eine Deeskalation. Die Großeltern erhielten auf ihre Drohbriefe über eine Zwangsvollstreckung der Darlehensschuld die Zusage einer Rückzahlung in regelmäßigen Raten.

Vater und Tochter trafen sich aus eigenen Stücken und einigten sich schließlich, die Großmutter und den Enkel zu einem gemeinsamen Abendessen einzuladen. Dieses verlief in freundlich-verhaltener Atmosphäre. Alle heiklen Themen und vergangenen Streitpunkte wurden vermieden, die Großeltern durften den inzwischen zum Gymnasiastenalter herangewachsenen Enkel wieder anrufen und sich, wenn er und sie sich einigen konnten, auch mit ihm verabreden. Die Tochter hatte in ihrer Therapie so viel Einsicht und inneren Halt gewonnen, dass sie es sich zutraute, vernünftig und höflich zu bleiben; sich aber auch rechtzeitig zurückzuziehen, wenn die Gegenseite ihre Haltung nicht respektierte. In solchen Konflikten ist die verbreitete Einstellung falsch, man müsse einen Streit ausdiskutieren, sonst komme es nie zu einer Lösung. Es geht im Gegenteil darum, zu beachten, dass es Themen gibt, über die man nicht sprechen darf, wenn eine entspannte und konstruktive Atmosphäre herrschen soll. Es geht um Respekt vor den Grenzen eines traumatisierten Partners, der durch uneinfühlsame Forderungen nach Aussprache und Offenheit erneut verletzt und zu primitiven Reaktionen von Flucht oder Kampf veranlasst würde.

7. Die Unterschiede zwischen (alten) Patienten und (jungen) Helfern

Wenn wir auf Alternde treffen, spüren wir manchmal auch das Alternde in uns selbst.

Johannes Kemper

Bis heute glauben die meisten Menschen spontan, dass Ärzte gesünder sein müssten als der Bevölkerungsdurchschnitt. »Sie ist Ärztin, wie kann sie da krank sein?« Dieser Kommentar meiner damals fünfjährigen Tochter angesichts einer schweren Erkrankung einer guten Freundin ist mir bis heute in seinem fassungslosen Ton haften geblieben. Ähnlich zäh ist beispielsweise die Vorstellung, dass in einer Gruppe von Soldaten immer der beste Kämpfer der Anführer sein sollte, oder die Überzeugung, ein Dirigent sei überflüssig, weil doch der beste Musiker problemlos das ganze Orchester zu leiten vermag.

Solche naiven Rangordnungen spielen auch in der Psychotherapie eine Rolle. Wie soll andere behandeln, wer selbst Probleme nicht bewältigen konnte und kann?

Ich erzähle dann die Geschichte von meinem migränekranken Kollegen, der nach zwei Lehranalysen immer noch Kopfschmerzanfälle hatte und daher einem Lehrer, der ihn wegen Migräne und Depressionen konsultierte, nur Hoffnungen in Bezug auf die Depressionen machte. Nach einem halben Jahr Analyse berichtete der Lehrer, er habe jetzt seine Kopfwehapotheke in den Müll geworfen, er brauche sie nicht mehr.

Solche Ereignisse wecken Respekt vor der Vielfalt der Einflüsse, welche über die menschliche Entwicklung bestimmen. Angesichts einer Beziehung zwischen dem jüngeren Helfer und dem älteren Patienten fordern sie uns auf, uns von naiven Perfektionsvorstellungen zu distanzieren. Ein Helfer, der in einer eigenen Therapie genau das Problem überwunden hat, mit dem nun ein Klient seine Hilfe sucht, ist anders, aber nicht unbedingt besser als ein Helfer, der immer noch unter diesem Problem laboriert. Welche Probleme die Helfer haben, ist weder gleichgültig noch ausschlaggebend. Entscheidend ist, ob diese eigenen Probleme den Helfer hindern, seine professionelle Rolle auszufüllen.

Johannes Kemper hat sich ausführlich mit der schwierigen Beziehung zwischen jung und alt in Pflege, medizinischer Praxis und Psychotherapie beschäftigt und eine Fülle von Literatur zu diesem Thema verarbeitet. Sein oben zitiertes Buch ist für jeden empfehlenswert, der sich hier gründlicher einarbeiten will, ebenso wie die Untersuchungen von Hartmut Radebold über die spezifischen Übertragungen, welche Helfer auf ältere Patienten vornehmen.

Zunächst einige statistische Daten: Ältere Patienten gelten als »schwierig«; sie lösen ähnliche Kommunikationsprobleme aus wie chronisch Kranke. Das weist darauf hin, dass ein naives Heiler-Modell in der Therapie Alternder immer noch eine große Rolle spielt. Dieses Modell besagt, dass ein Kranker zum Arzt geht und dieser ihm verhilft, wieder gesund zu werden. Wo diese primitiven, narzisstischen Erwartungen gelten, darf das Alter nicht aus den Kulissen. Denn für das Alter gibt es keine Kur; man kann ihm zwar eine Weile widerstehen und sich in einem alternden Körper immer noch jung fühlen, wird aber in jedem Fall alt.

Nach Analysen von Tonbandprotokollen stimmen Ärzte mit jüngeren Patienten mehr überein als mit älteren. Das gilt für Behandlungsfragen (welche Medikamente in welcher Dosis wie lange eingenommen werden) ebenso wie zum Beispiel für die Vorstellungen, wann sich Arzt und Patient wiedersehen. Kemper hat im Anschluss an Radebold die entsprechenden Haltungen der Helfer typisiert: Der Arzt als Vermeider, der jedem Kontakt mit älteren Patienten möglichst aus dem Weg geht, und der Arzt als Entwerter, der von vornherein behauptet, bei Älteren »lohne« sich eine gründliche Behandlung nicht mehr. Andere Ärzte zeigen ihre Aversion dadurch, dass sie möglichst viel Abstand zu betagten Patienten aufbauen oder sich hinter einer Routine verstecken (beispielsweise einer Medikation, deren Rezepte die Sprechstundenhilfe aushändigt).

Während bei diesen Abwehrformen Vermeidung von Nähe den alten Patienten wenigstens die Aggression der Helfer erspart, werden diese in ungeduldigen und reizbareren Haltungen barsch oder ironisch behandelt oder auch infantilisiert (durch Duzen, Anrede in der dritten Person, Witzeln).

Es gibt jedoch auch Umgangsformen, in denen der Helfer einen alternden Patienten überschätzt, ihm Unmögliches verspricht, ihn bewundert und idealisiert, bis hin zur Verleugnung offenkundiger Demenz. Hier kämpft der Helfer mit Hilfe seiner Verdrängungen gegen die Abweichung des alten Patienten von einem eigenen, ersehnten Ideal vom Altern in Weisheit und Erfüllung. Wie jede primitive Idealisierung kann auch diese in Entwertung und Distanz umschlagen, wenn sich nicht mehr übersehen lässt, dass die Überschätzung auf Irrtümern beruht.

Wer alt ist, war einmal jung; wer hingegen jung ist, war noch nicht alt. Daher hängt die größere Vorliebe, jüngere Patienten zu behandeln, mit dem verständlichen Wunsch zusammen, eine ohnehin stets reichlich komplexe Situation zu vereinfachen. Auf der anderen Seite suchen Menschen auch Herausforderungen, um an ihnen zu wachsen. Eine solche ist für den jungen Therapeuten die Aufgabe, einen Älteren zu behandeln. Welche Modelle trägt er in sich, um dieser Aufgabe gerecht zu werden?

Unsere Psyche wird häufig von dem geprägt, was man als »ersten Eindruck« oder »erste Erfahrung« beschreiben könnte. Was das subjektive Erleben von »alt« angeht, so handelt es sich bei den ersten Eindrücken um die eigenen Eltern. Wenn ein Kind solche Unterschiede genauer wahrnimmt, im Alter von vier bis fünf Jahren, ist die Altersdifferenz noch sehr groß. Die 30-jährige Mutter eines Vierjährigen ist mehr als siebenmal so alt wie dieser; die Mutter des 30-Jährigen dann nur noch etwas mehr als doppelt so alt.

Für das Kind sind Mutter, Vater, Tante und Onkel alt, Großeltern sehr alt. In dem Komplex »alt« mischen sich also frühe Erfahrungen von Übermacht (jeder Erwachsene kann ein kleines Kind überwältigen) mit Fantasien von großen Geschenken. Diese Bilder werden später durch Konflikterfahrungen (etwa den Streit mit den Eltern in der Adoleszenz) überlagert; schließlich kommen als sozusagen späteste Schicht die Erfahrungen mit Pflege- und Hilfsbedürftigkeit alter Menschen hinzu.

In jeder Therapie spielen jene Vorgänge eine Rolle, die in der Psychoanalyse systematisch unter dem Begriff der »Übertragung« untersucht werden. Da der Therapeut Fantasien weckt, er könne in seelischen Nöten helfen, wird er zwangsläufig wie die ersten Personen erlebt, welche dem Patienten in dieser Rolle begegnet sind: wie Eltern, andere Erziehungspersonen, Lehrer. Umgekehrt entwickelt auch der Therapeut Übertragungen, die man »Gegenübertragungen« nennt. Er wünscht sich, dass die Patienten auf seine Bemühungen antworten, er interessiert sich für sie, er fürchtet, dass sie ihn nicht ernst nehmen, ihn entwerten. Da der Therapeut gewohnt ist, über Beziehungen nachzudenken, beschäftigen ihn zu Beginn einer Behandlung oft die eigenen Gefühle dem Patienten gegenüber mehr, als sich dieser für den Therapeuten interessiert. Die Gegenübertragung ist oft früher da als die Übertragung, und es gibt Patienten (beispielsweise solche mit psychosomatischen Erkrankungen oder einer Zwangsstörung), die niemals dem Therapeuten gegenüber so starke Gefühle entwickeln wie er sie von Anfang der Therapie an gegenüber dem Patienten empfindet.

Angesichts eines älteren Patienten wird im Unbewussten des Helfers dieses Myzel früherer Begegnungen mit »alten« Menschen belebt. Wünsche an die wichtigen Personen der Kindheit ebenso wie Ängste vor deren abweisendem, entwertendem Verhalten greifen um sich. Mehr als für die Erfüllung von Sehnsüchten steht der alte Patient für die Grenzen des eigenen Glücks; er wird als versagend erlebt, wenn sich im Unbewussten die verdrängten ersten Begegnung mit »alt« konstellieren. So lassen sich abweisende, vermeidende Haltungen gegenüber älteren Patienten verstehen.

Kurz nach dem Psychologie-Examen arbeitete ich als freier Autor in einem oberbayerischen Städtchen und hatte unter Bekannten gestreut, dass ich auch Aufträge als Psychologe annehmen würde. Einer dieser Aufträge kam vom Sohn einer alten Dame, die in einer örtlichen Kurklinik wegen einer Depression behandelt wurde. Ich besuchte sie in ihrem Zimmer und versuchte herauszufinden, was ich für sie tun konnte. Ich hatte damals keine Therapieausbildung, glaubte aber als Autor von zwei Büchern über die Geschichte der Psychotherapie genügend Kenntnisse zu haben. Das erwies sich nicht nur in diesem Fall als Irrtum. Ich fand keinen Zugang zu den Problemen der Klientin und erinnere mich daran, dass ich später empört von diesem Erstgespräch erzählte, sie habe von mir verlangt, ihr Lebenskraft zu geben, das könne doch keiner, die müsse sich doch jeder Mensch selbst verschaffen.

Als ich später eine analytische Ausbildung absolvierte, hat sich diese Haltung nicht gleich relativiert. Ich habe den Verdacht, dass ich diese Geschichte von der verlorenen Lebenskraft, die der Therapeut wiederbeschaffen soll, noch erheblich später, inzwischen selbst Lehranalytiker und Supervisor, einige Male als

Hinweis darauf erzählt habe, dass angesichts solcher passiven Ansprüche eine analytische Behandlung nicht möglich sei. Das vertiefte Wissen hatte mich nicht bewogen, meinen Fehler zu erkennen, sondern mir Werkzeuge geliefert, ihn zu rechtfertigen.

Erst die Beschäftigung mit dem Alter und mit den Vorurteilen gegen eine »stützende« Therapie hat mich hier sensibilisiert. Heute kritisiere ich meine damalige Einstellung. Sie ist nicht professionell, sie übernimmt die Vereinfachung der alten Dame und richtet sie gegen ihre Urheberin. Gewiss kann kein Therapeut Lebenskraft in der Art einer Transfusion spenden. Wenn er aber nur seinen Hals dem vermeintlich vampirischen Biss entzieht, unterwirft er sich dem regressiven Prinzip der Kranken und gibt seine professionellen Möglichkeiten auf.

Es gibt durchaus einen analytischen Ansatz in solchen Situationen. Darin geht es nicht mehr darum, Lebenskraft zu spenden oder zu verweigern, sondern herauszufinden, was geschehen ist, dass die Patientin einen solchen Mangel fühlt und welche Wege sie früher beschritt, um ihm abzuhelfen. Was hat ihr Freude gemacht, sie gekräftigt und aufgebaut? Sie wird natürlich betonen, was sie alles verloren hat und wie hoffnungslos sich ihre Lage anfühlt – die Gesundheit angeschlagen, der Partner verstorben, die Kinder weggezogen, das Pflegeheim in Aussicht.

Was sie sagt, ist gar nicht so verfehlt, wie es sich für mich anhörte und anfühlte. Sie braucht tatsächlich die Lebenskraft eines Gesprächspartners, aber sie will ihm nicht das Blut aussaugen, das ist die Fantasie eines in seiner Professionalität nicht gefestigten Helfers. Sie will mit seiner Hilfe aus diesem Dilemma der Kraftlosigkeit, der Einfallslosigkeit, der Leere entkommen. Sie braucht etwas, das der Helfer an sich gerne gibt, wenn er seine Rolle klar im Blick hat: Sie braucht geistige Kraft, eine Zufuhr an Wissen, an Anregungen, an Plänen, an Verständnis, an Orientierung.

Angesichts der Tatsache, dass die Arbeit mit Älteren den Helfer mit seiner eigenen Zukunft konfrontiert, müssen wir wiederum zwischen »perfekt« und »genügend gut« unterscheiden. Wer sich an Perfektionsfantasien klammert, aktiviert dadurch die manische Abwehr, die Verleugnung von Schwäche, die aus traumatischen Erfahrungen kommt, ganz hilflos, ganz schwach zu sein, sobald ich nicht omnipotent agieren kann. Jüngere oder gleichaltrige Patienten lassen den Helfer an ihren Entwicklungen und Erfolgen in einer sehr viel intensiveren Weise teilhaben, als das bei älteren Patienten der Fall sein kann. Er kann sich mit ihnen identifizieren, dann sind ihre Fortschritte auch die seinen, und sie verjüngen ihn.

So gesehen, lassen die älteren Patienten den Therapeuten altern. Sie setzen ihn Verletzungen aus, vor denen niemand sicher ist. So stellen sie seine Fähigkeit, die Realität zu prüfen, zwischen Fantasie und Wirklichkeit zu unterscheiden, auf die Probe. Sie tasten Verdrängungen an, die in der heutigen Konsumgesellschaft zum System gehören. Auch angesichts dieser Problemlage hat der Therapeut die Wahl zwischen einer perfekten Lösung und einer genügend guten. Strebt er nach der perfekten, dann wird er sich jede Vorliebe verbieten und seine Größenfantasie insofern professionalisieren, als er nur noch die schwersten Patienten annimmt. Im anderen Fall wird er versuchen, jeder Aufgabe, die auf ihn zukommt, einen Anreiz zur eigenen Entwicklung zu entnehmen. Entwicklung findet nicht ohne Forderungen statt; andererseits braucht jeder, der etwas lernen will, auch Entspannung und Pausen. Eine für den Helfer heilsame Praxis wird also aus unterschiedlichen Klienten gemischt sein, so dass er neue, schwierige Forderungen ebenso in ihr findet wie beruhigende Routine, dass er von manchen Klienten bewundert und bestätigt, von anderen aber kritisiert und entwertet wird.

Bisher ging es um die anfänglichen (Gegen)Übertragungsreaktionen, welche ein Zustandekommen der therapeutischen Interaktion erschweren. Sind diese glücklich überwunden, begegnet uns ein zweites Problem. Anfänglich ist der Helfer nicht in das Land des alternden Patienten gereist. Jetzt hat er die Grenze überschritten. Wie findet er sich zurecht? Was ist wirklich der Unterschied zwischen einem älteren und einem jüngeren Erwachsenen, wenn wir die Klippen überwunden haben, welche durch das unbewusste Fortbestehen der so viel radikaleren Differenz zwischen dem Kind und dem »Alten«, das heißt Erwachsenen, ein Zueinanderkommen blockierten?

Wenn Freud von der »Fülle des biografischen Materials«

spricht, vernachlässigt er wichtige Aspekte der Dynamik einer Biografie. Das Leben des Erwachsenen ist in weiten Teilen durch Routine stabilisiert, und Routine ist das Gegenteil neuer Erfahrungen. Zahlreiche biografische Schlüsselentscheidungen haben wir im Alter von dreißig Jahren bereits getroffen: Studium, Beruf, sexuelle Orientierung, Partnerbeziehung, eigene Kinder. Jede dieser Schlüsselentscheidungen kann Erwachsene einander annähern oder sie voneinander entfernen, wenn es um eine Art Grundverständnis geht.

Die strukturellen Unterschiede zwischen Erwachsenen mit eigenen Kindern und Erwachsenen ohne eigene Kinder sind sehr ausgeprägt. Es gibt hier Verständnisbarrieren, die besonderer Aufmerksamkeit bedürfen, ebenso wie etwa die zwischen Sozialberuflern und Kaufleuten, zwischen Hausfrauen und berufstätigen Frauen. Eine 40-jährige Frau, die bisher noch keine sexuelle Beziehung eingegangen ist, ein 50-jähriger Homosexueller, ein zweimal geschiedener 35-Jähriger mit drei Kindern aus zwei Ehen – ohne Frage wird jede dieser Personen mit anderen eigenen Erfahrungen und Erwartungen ausgerüstet in einen therapeutischen Prozess eintreten, ob als Therapeut oder als Patient. Der Psychologe ist zwar jung, aber er ist im Ausland geboren und hat ein Immigrationsschicksal verarbeitet – ist er dadurch nicht besser vorbereitet auf einen depressiven Gastarbeiter als ein älterer Therapeut, der wegen einer Abneigung gegen Flugreisen bisher nur in Österreich und an der Nordsee Urlaub gemacht hat?

Ich will weder die Geduld des Lesers durch zu viele Beispiele erschöpfen noch die problematische Vorstellung vertreten, dass die biografische und soziale Nähe zwischen Patient und Therapeut für den Erfolg der Behandlung von ausschlaggebender Bedeutung ist. Sie spielt zweifellos eine Rolle im Aufbau von Vertrauen und Verständnis, aber unsere Beispiele haben ihren Zweck erfüllt, wenn sie illustrieren, dass biografische Nähe nicht viel mit ähnlichem Lebensalter zu tun hat und kalendarisches Alter nicht viel mit einem Reichtum an biografischem Material. Freud ist hier von sich selbst ausgegangen. Eine hochbegabte und produktive Person wird zeitlebens neue Erfahrungen machen. Die Lebenserfahrung des alternden Sigmund Freud »aufzuarbeiten«, wäre wahrscheinlich eine recht zeitraubende

Sache gewesen. Aber sehr viele Durchschnittsmenschen sind hoch zufrieden, wenn ihnen ab einem bestimmten Alter neue Erfahrungen möglichst erspart bleiben. Es ist das Alter von ca. 40 Jahren, in dem die Schwaben »g'scheit« werden.

Wichtig und produktiv scheint mir in jedem Fall die Aufmerksamkeit für eine Suchphase zu Beginn einer Therapie und eine offene Diskussion über die Fragen der biografischen Nähe und Distanz. Ich widerspreche hier ausdrücklich puristischen Konzepten der Übertragungsanalyse. Ich habe noch nicht beobachtet und habe keine Belege in der Literatur dafür gefunden, dass ein hohes Maß an Unwissenheit über die Biografie des Therapeuten für den Klienten förderlich ist, weil er dann ungestört von Realität seine Übertragungsfantasien entfalten kann. Hier scheint mir eine falsche Vorstellung über die menschliche Fantasietätigkeit am Werk. Unsere Fantasien brauchen Material. Übertragungsfantasien, die sich damit beschäftigen, ob ein Analytiker verheiratet ist und Kinder hat oder eine abenteuerliche Form bindungsloser Homosexualität lebt, wirken auf dem Papier interessant. Aber kaum ein Analysand wird dem Analytiker den Gefallen tun, sie zu entwickeln, wenn ihm dieser sorgfältig alle Details aus seinem Leben vorenthält.

Wenn in einem Vorgespräch Fragen zu meiner Geschichte und meinem Privatleben auftauchen, pflege ich diese so weit zu beantworten, wie ich es jedem anderen Menschen gegenüber auch tun würde, der eine Geschäftsbeziehung plant und wissen möchte, mit wem er es zu tun hat. Natürlich gibt es zudringliche Fragen, die abzuweisen sind. Aber nach meinem Verständnis von professioneller Therapie ist es wichtig, dass der Patient mitentscheiden kann, ob er sich eine gedeihliche Zusammenarbeit vorstellen kann. Erst im Kontakt stellt sich beispielsweise heraus, ob ihm biografischer Abstand lieber ist als biografische Nähe.

Ich habe Ärzte kennen gelernt, die lieber zu einem Psychologen in Therapie gingen als zu einem Arzt, und jüdische Patienten, die (für mich ganz unerwartet) einen deutschen Psychoanalytiker einem jüdischen Kollegen vorzogen. Es gibt Frauen, die lieber zu Frauen gehen, es gibt Krankenschwestern, die unbedingt bei einer Krankenschwester Supervision nehmen wollen, und andere, die gerade das auf gar keinen Fall wünschen. Es gibt

Alte, die gerne einen jungen Therapeuten haben, und Alte, die lieber mit einem Älteren arbeiten. Und da aller Anfang schwer ist und der Anfang einer Therapie davon gewiss keine Ausnahme macht, ist es sehr nützlich, möglichst viele erkennbare Anfangshindernisse zu beseitigen. Es bleiben immer noch genügend Probleme aus dem Prozess und aus dem Unbewussten.

Nicht die Unterschiede der (Lebens)Erfahrung entscheiden darüber, ob sich ein therapeutischer Prozess konstruktiv entwickelt. Es geht vielmehr darum, ob solche Differenzen verarbeitet sind oder abgewehrt werden müssen. Wenn ein homosexueller Therapeut sich ein offenes Interesse für heterosexuelle Beziehungen erhalten hat, wird er problemlos mit Heterosexuellen arbeiten können; wertet er hingegen die Heteros ab, wird er gut tun, sich auf homosexuelle Patienten zu beschränken. Wenn eine aus Überzeugung kinderlose Therapeutin offen mit den Kränkungen von Patientinnen umgehen kann, die glauben, sie könnten nicht weiterleben, wenn sie nicht endlich schwanger werden, kann sie auch mit solchen Frauen arbeiten. Wenn sie aber nur abschätzig über Frauen denken kann, deren primitiver Narzissmus nach einem Kind hungert, dann sollte sie solche Patientinnen nicht behandeln.

Wenn der Therapeut seine Haltungen, Konzepte, seine Möglichkeiten und auch Grenzen nicht verschleiert, entsteht für den Patienten eine Möglichkeit, sich entweder für oder gegen diesen Helfer zu entscheiden. In einem System freier Therapeutenwahl (also in der ambulanten Praxis) können auf diese Weise viele Unzuträglichkeiten ganz vermieden werden. Die Beziehungselemente, die wir voraussehen und planen können, ersetzen niemals die Interaktion selbst. Wer einen Tanz arrangiert, kann passende Tänzer und Tänzerinnen nach seinem Eindruck zusammenspannen. Aber ob diese auch wirklich miteinander »können«, das entscheidet sich erst, wenn die Musik spielt. Eine therapeutische Beziehung ist vielleicht noch ein wenig komplizierter. So sind viele Überraschungen möglich, die einer technisch konzipierten Voraussicht spotten. Je offener der Beginn, je mehr Möglichkeiten, anfängliche Probleme offen auszusprechen und sich frei für einen Therapeutenwechsel zu fühlen, desto geringer die Gefahr schädlicher Abhängigkeiten oder sinnloser Behandlungen, die nur fortgeführt werden, weil ein Eingeständnis des Scheiterns noch belastender wäre als die weitere Plage mit etwas, das gut sein muss, weil alle gesagt haben, es sei gut, und man das doch allzu gerne auch glauben würde.

Wenn es keine Möglichkeit gibt, ohne allzu große Unbequemlichkeiten einen anderen Therapeuten aufzusuchen, wie in Kleinstädten, wo sonst eine unzumutbare Anfahrt ansteht, in Institutionen, wo Patienten zugeteilt werden, dann lässt sich diese Erleichterung nicht herstellen. Dann ist eine sorgfältige Begleitung der Therapeuten, die immer notwendig ist, doppelt nötig. Mein bevorzugtes Modell dafür ist die lebenslange Intervisionsgruppe – das heißt eine Gruppe von Kollegen, die sich regelmäßig trifft und über alle Belastungen in der Arbeit, alle »schwierigen« Fälle offene Aussprache bietet.

Zu große Nähe ist also ebenso problematisch wie zu weiter Abstand. Alle Probleme in der Beziehung zwischen Helfer und Schützling können durch eine offene, tolerante, neugierige und selbstkritische Haltung gemildert werden. Nicht Problemfreiheit, Problemabstand ist vom Therapeuten zu fordern. Wenn er Schwierigkeiten, an denen er laboriert, für unüberwindlich erklärt, oder Schwierigkeiten, die er selbst bewältigt hat, für in jedem Fall überwindbar, droht er den Kontakt zur Vielfalt menschlicher Entwicklungen zu verlieren. Daher ist der junge Therapeut, der offen und neugierig die Probleme und Problemlösungen eines älteren Patienten erforscht, vielleicht eine bessere Wahl als der erfahrene Helfer, der seine eigenen Bewältigungsstrategien für allgemeingültig hält und keinen Widerspruch wahrhaben will.

Wer sehr dicht an der Erlebniswelt eines Patienten siedelt, weil seine eigene Situation durch Erfahrung und Alter vergleichbar ist, kann sich schnell einfühlen und unter Umständen auch rasch Entwicklungen einleiten. Er kann aber nicht die kreativen »dummen Fragen« stellen, welche dem interessierten und wohlwollenden Befremden eines Therapeuten entspringen, der aus einer ganz anderen sozialen, kulturellen oder Alterswelt stammt.

8. Die Kunst der Konfrontation

Wen ich einmal mir besitze,
Dem ist alle Welt nichts nütze:
Ewiges Düstre steigt herunter,
Sonne geht nicht auf noch unter,
Bei vollkommnen äußern Sinnen
Wohnen Finsternisse drinnen,
Und er weiß von allen Schätzen
Sich nicht in Besitz zu setzen.

Goethe, Faust II

Wir können das menschliche Leben als einen Prozess verstehen, in dem ständig seelische Belastungen verarbeitet werden müssen. Die Belastungen für die Psyche wachsen, wenn die Belastung durch die unmittelbar auf den Menschen einwirkende Natur abnimmt. Die kulturelle Schutzschicht, die uns heute umgibt, muss durch dauernde Sorge aufrechterhalten werden; diese Sorge ist, wie Goethe sie im Faust II auftreten lässt, die Wurzel der Depression, denn sie lässt nicht locker, wenn eine Aufgabe erledigt ist:

> Glück und Unglück wird zur Grille,
> Er verhungert in der Fülle,
> Sei es Wonne, sei es Plage,
> Schiebt er's zu dem andern Tage,
> Ist der Zukunft nur gewärtig,
> Und so wird er niemals fertig. *(Goethe)*

In der Tat gehört es zur menschlichen Kultur, dass sie in ihren Verwicklungen und Unüberschaubarkeiten so weit über das Individuum hinausragt, dass dieses niemals alle möglichen Aufgaben erfüllen, Gefahren vorwegnehmen, Vor-Sorgen treffen kann. Dennoch gelingt es dem Menschen häufig, sorglos zu sein, den Augenblick zu genießen, in den Tag hinein zu leben. Das gilt auch für das Alter: Wenn wir zehn ältere Menschen von der Straße holen und mit den Mitteln der modernen diagnostischen Medizin durchuntersuchen, werden wir sicher viele der Befunde an Wirbelsäule, Gelenken oder im Stoffwechsel finden, mit denen sich Patienten in den Arztpraxen ihre Schmerzen und Bedrückungen erklären. Aber die einen fühlen sich »gesund«, die anderen »krank«.

Wie können wir solche Unterschiede im Erleben verstehen? Ein brauchbares Modell geht von der menschlichen Fähigkeit aus, Kränkungen zu verarbeiten und Sorgen zu verdrängen. Jeder von uns muss sein Päckchen an Kränkungen tragen – wer ist schon das von beiden Eltern geliebte Kind, das die Rivalität mit den Geschwistern siegreich besteht, in der Schule stets mit seinen Erfolgen zufrieden ist, in Sport und Musik glänzen kann, im Beruf einen Erfolg an den anderen reiht, zwischen attraktiven

Sexualpartnern wählen kann und in eigenen Kindern auch noch die nicht selbst gelebten Träume verwirklicht und schließlich in eiserner Gesundheit altert, von allen verehrt und als Ratgeber gesucht?

In der Regel ist das Leben selbst ein dauernder Test unserer Fähigkeit, Kränkungen zu verarbeiten. Ein sehr wichtiges Hilfsmittel ist die Verdrängung. Das hört sich vielleicht befremdlich an, denn manchmal wird in populären Darstellungen die Verdrängung als krankhaftes bzw. krank machendes Geschehen dargestellt. Diese Auffassung ist jedoch einseitig. Gerade in Zuständen nach einem seelischen Schock ist der Verdrängungsmechanismus gestört; die Folgen sind für die Betroffenen sehr qualvoll. Sie können einfach nicht aufhören, an ihre Verletzungen zu denken, von ihnen zu sprechen, auch wenn sie auf diese Weise in soziale Isolation geraten und an sich verzweifeln, weil sie sich pausenlos mit etwas beschäftigen müssen, das sie am liebsten vergessen würden.

In der analytischen Psychotherapie gibt es sozusagen zwei zentrale Künste: die Kunst der Deutung, durch die Verdrängungen aufgehoben und Unbewusstes bewusst gemacht wird, und die Kunst der Konfrontation, durch die Menschen lernen sollen, die Realität so anzunehmen, wie sie ist, und ihre Aktivitäten auf das zu richten, was sie tatsächlich erreichen können. Es wäre zu kurz gegriffen, die Konfrontation mit dem Aufbau von Verdrängungen zu identifizieren, um sozusagen eine Symmetrie gegenüber der Deutung herzustellen. Aber zweifellos gehört auch dieses Element in ein konfrontatives Vorgehen.

Vor allem ist die Konfrontation die Kunst, dem Patienten möglichst viele Kränkungen, Verletzungen und Einschränkungen zu ersparen. Das Ergebnis der gelingenden Kränkungsverarbeitung ist, dass sich ein Mensch der Angst stellt, erneut verletzt zu werden. Die Frau, in die ich mich verliebt habe, hat mich abgewiesen. Das ist sehr schade, echtes Pech, aber morgen werde ich wieder ausgehen und den nächsten Versuch starten, es hat früher geklappt, es wird jetzt auch schon wieder klappen, es hat eben nicht gepasst, und sie war wirklich attraktiv – aber ich bin auch nicht ohne, ich habe früher Erfolg gehabt und werde ihn wieder haben.

So ungefähr hört sich die gelingende Verarbeitung auf der Grundlage einer intakten Kränkungsverarbeitung und eines nicht durch frühere Traumatisierungen geschädigten Selbstgefühls an. Aber nicht immer sind die Voraussetzungen so günstig. Es gibt auch Fälle, in denen das Selbstgefühl geschädigt ist und die Kränkungsverarbeitung nicht normal funktioniert. Wenn ich nach einer solchen Zurückweisung depressiv werde oder eine körperliche Krankheit entwickle, ohne zu wissen warum, habe ich die Kränkung verdrängt, aber nicht verarbeitet. Sie bedrückt und beeinträchtigt mich nach wie vor, aber ich weiß nichts mehr von ihr. Hier ist die Deutung hilfreich; die Symptombildung nach einer Verdrängung ist typisch für eine neurotische Störung.

Wenn ich mich aber betrinke und bei der Spröden anrufe, um sie zu beschimpfen, wenn ich plane, die Reifen ihres Autos zu zerstechen oder ihr Haus anzuzünden, zeige ich ebenfalls, dass ich die Kränkung durch die Zurückweisung nicht verarbeitet habe. Aber diese Kränkung ist mir nur allzu bewusst. Ich verspüre den Wunsch, mich zu rächen oder sie ungeschehen zu machen – soll sie brennen, die Hexe, dann wird auch kein anderer sie jemals haben können. Solche Reaktionsweisen sprechen eher für eine narzisstische Störung: die Kränkung wird nicht verdrängt, sondern projiziert (sie wollte mich so wütend machen, wie ich jetzt bin, daher muss sie bestraft werden!), sie wird in Aktionen ausgedrückt (»ausagiert«) oder durch Aktionen (Alkoholismus, Risikosport) bekämpft.

Hier sind Deutungen nutzlos, Konfrontationen jedoch hilfreich. Sie richten sich beispielsweise auf perfektionistische Vorstellungen, die sehr häufig im Hintergrund einer scheiternden Kränkungsverarbeitung aufzufinden sind. Wie kommt es, dass ich in dieser Weise mit etwas meine nicht fertig werden zu können, was doch zum Leben und zum Alltag gehört? Warum bin ich so böse auf die Spröde – ist es denn tatsächlich so, dass ich mir selbst nicht die Freiheit herausnehme, auch einmal ein Liebesangebot abzuweisen, weil ich keinen Wunsch verspüre, mich darauf einzulassen? Will ich dann der Verschmähten auf diese Weise sagen, dass sie total unattraktiv ist und bei keinem Mann eine Chance hat, oder ist es ganz einfach so, dass die Situation eben nicht gepasst hat? Ist es vielleicht so, dass ich unwiderstehlich sein möchte, weil ich mich im Grunde für unausstehlich halte? Und verschlechtere ich nicht meine Chancen bei Frauen dadurch, dass ich sofort maximalen Druck mache, sofort alles ganz klar und sicher haben will, dass ich nicht flirte, nicht spiele, keinen Raum gebe?

In der Deutung steckt immer auch eine Konfrontation: Ich begegne, wenn sie zutrifft, einem bisher unbewussten Teil meiner selbst. Umgekehrt enthält die Konfrontation oft den Versuch, Erlebnisse anders zu deuten. Deutungen richten sich auf die innere Realität des Klienten und greifen äußeres Material – etwa Traumbilder oder Erlebnisse in Beziehungen – auf, um diese zu illustrieren. Was der Klient dann mit diesem Mehr an Wissen über sein Unbewusstes macht, bleibt ihm überlassen. Konfrontationen sind demgegenüber immer auch Versuche, den Patienten darin zu unterstützen, die äußere Realität zu bewältigen. Der Therapeut versucht, ihn angesichts von Kränkungen zu entlasten, ihn vor übereilten, gefährlichen (kriminellen oder selbstschädigenden) Aktionen zu schützen und ihn für künftige Kränkungen zu wappnen.

Auch in einem konfrontativen Vorgehen ist es das Ziel, dem Klienten möglichst viel Wissen über seine Geschichte und seine spezifischen Formen der Erlebnisverarbeitung zu vermitteln. Er soll verstehen, was ihn früher in welcher Weise verletzt hat und welche Einschränkungen in seinem Erleben und in seinem Umgang mit der Welt die Folge waren. So gewappnet wird er vielleicht in der nächsten Kränkungskrise weniger zerstörerisch reagieren. Ein relativ einfaches Modell der Konfrontation ist die von Carl Rogers entwickelte »nicht-direktive« Therapie. Hier sucht der Therapeut einerseits durch Einfühlung und bedingungslose Wertschätzung des Klienten diesem die Sicherheit zu geben, dass er in der Therapiesituation Halt findet und nicht erneut gekränkt werden wird. Auf der anderen Seite spiegelt er ihm den emotionalen Gehalt seiner Äußerungen und konfrontiert ihn auf diese Weise mit seinen inneren Gefühlen, welche die meisten Gekränkten kaum wahrnehmen, da sie ja vor allem anderen auf ein besseres Entgegenkommen der Außenwelt warten (der gekränkte Liebhaber wird fast nur über die Spröde sprechen, über ihr Verhalten, über seine Anstrengungen, sie zu überzeugen; er wird dabei in Gefahr sein, sich selbst vor lauter Fixierung auf die Geliebte nicht wahrzunehmen).

Regelwerke, wie sie in manchen Anleitungen zur Rogers-Methode formuliert sind, bringen die Gefahr der Erstarrung zur Routine mit sich; auf der anderen Seite schützen sie den Therapeuten vor Entgleisungen und vor unprofessionellem Verhalten. Die manchmal in analytischen Kreisen geäußerte Mutmaßung, die Konfrontation sei »weniger abstinent« oder »direktiver« als die Deutung, beruht auf einem falschen Verständnis von Abstinenz. Abstinenz ist nicht Zurückhaltung per se – karikiert: der Therapeut lässt den Patienten aus dem Fenster springen, denn ihn am Kragen zu packen und zurückzuhalten wäre eine Verletzung der Abstinenz – sondern Zurückhaltung, was eigene Befriedigungen bzw. Befriedigungen des Klienten auf Kosten der Therapie angeht. Abstinenz ist somit die Vermeidung von Zielabweichung, die Konzentration auf die Aufgabe, wobei in einer Therapie der »Kunde« manchmal nicht weiß, was den therapeutischen Zielen förderlich ist und lieber etwas hätte, was ihnen zuwiderläuft – zum Beispiel Toleranz für seine Vermeidungen, Unterstützung in selbstschädigendem Verhalten.

Wie gelingt es, durch Konfrontationen die normale Verarbeitung von Kränkungen wiederherzustellen? Jeder Mensch verfügt über seelischen Reizschutz. Die Fähigkeit zur Verdrängung ist ein sehr wichtiger Teil dieses psychischen Immunsystems, das uns hilft, eindringende Ängste abzuwehren und handlungsfähig zu bleiben. Durch Traumatisierungen kann dieser Reizschutz überfordert werden. Er bricht zusammen, die Sorgen nehmen überhand, das Individuum wird handlungsunfähig. Während der gesunde Mensch aufkommende Gedanken sozusagen am Gartenzaun beobachtet und schon dort entscheidet, ob er sie bis zur Haustür kommen lassen will, kann der durch viele Verletzungen in seinem Reizschutz Überforderte sich so wenig wehren, dass die ungebetenen Gäste sich bereits in Wohn- und Schlafzimmer breit machen, ehe er bemerkt, dass er sie dort nicht haben will.

Es gibt eine sehr anschauliche Beschreibung einer Heilung durch Konfrontation in der Trilogie »Der Herr der Ringe« von J. R. R. Tolkien. Der alte König von Rohan, Theoden, ein starker, stolzer Mann und einst furchtloser Kämpfer, ist durch die Einflüsterungen eines Ratgebers in eine Depression versunken. Je tiefer er an Mut und Ehre sinkt, desto mehr klammert er sich an diesen Ratgeber und verbannt sogar seinen ihm treu ergebenen Neffen, der sich diesem Sprecher des Bösen, Grima Schlangenzunge, widersetzt.

Dieses Detail ist gut beobachtet. Traumatisierte Menschen klammern sich oft an jene Personen, die sie verletzen. Sie sind in ihrer Zuversicht und in ihrem Glauben an sich so geschwächt, dass sie sich von Ratgebern bedroht fühlen, die ihnen etwas zutrauen.

Der König ist durch die Einflüsterungen des machthungrigen Grima überzeugt, dass er alt und hinfällig ist, dass er das Schwert nicht mehr führen kann – in der Tat hat es Grima weggenommen und verborgen –, sondern eine Krücke benötigt, dass er frische Luft nicht verträgt und keinen Kampf mehr riskieren kann. So ist er vom Alter gebeugt, als sei er ein Zwerg, und entsprechend verängstigt und verzweifelt sind seine Gedanken. Gandalf heilt den König in einem ersten Schritt, indem er Grima zum Schweigen bringt und den König bewegt, aufzustehen und aus der Halle, die er in jüngster Zeit nie mehr verlassen hat, ins Freie zu gehen. Er soll nicht mehr verlogenen Einflüsterungen lauschen, sondern sich selbst einen Eindruck verschaffen.

Dann bewegt er Theoden dazu, die Krücke wegzuwerfen. Der König »richtete sich auf, langsam, wie ein Mann, der steif geworden ist, nachdem er sich lange über eine mühselige Arbeit gebeugt hatte. ›Dunkel waren meine Träume in letzter Zeit‹, sagte er, ›aber ich fühle mich wie neu belebt. Jetzt wünsche ich, Ihr wäret früher gekommen, Gandalf. Denn ich fürchte, Ihr seid schon zu spät gekommen und werdet nur die letzten Tage meines Hauses sehen.‹« (Entnommen aus: Tolkien, Herr der Ringe, Bd. II, S. 135)

Die Heilung verläuft in Etappen. Immer wieder verliert sich Theoden in seine Depression. »Oh weh!«, sagte er, »dass diese schlimmen Tage meine sein müssen und in meinem Alter kommen statt des Friedens, den ich verdient habe … Die Jungen gehen dahin, und die Alten bleiben, verdorrend.« Er umklammerte die Knie mit seinen runzligen Händen.

»Eure Finger würden sich ihrer alten Kraft besser erinnern, wenn sie einen Schwertgriff packten«, sagte Gandalf.

Später nimmt Theoden tatsächlich ein Schwert. »Als seine Finger den Griff umschlossen, schien es den Umstehenden, dass Festigkeit und Kraft in seinen schwachen Arm zurückkehrten. Plötzlich hob er die Klinge und schwang sie, dass sie in der Luft schimmerte und pfiff.«

Tolkien lässt in seiner Schilderung der Heilung des Königs von seiner Altersdepression den Unterschied zwischen Magie und Psychotherapie verschwimmen, ganz ähnlich wie in der Figur Gandalfs, des Zauberers, der aber fast immer keine andere Macht ausübt, als anderen Menschen zuzutrauen, dass sie großer Taten fähig sind, der den schlummernden Mut entzündet und das Gute bewahrt, indem er an das Gute glaubt. Ein Therapeut, der wirksam konfrontieren will, entkommt der Nähe seiner Tätigkeit zu jener der Schamanen, der Wanderphilosophen, Priester und Lehrer nicht. Er sollte sich aber der Tatsache bewusst bleiben, dass seine professionelle Aufgabe weltlicher Natur ist.

Sie soll den Klienten helfen, ihre Kränkungsverarbeitung zu regenerieren, ihre Aktivität zu steigern, ihre verborgenen Ressourcen wiederzufinden. Sie müssen beginnen, trotz ihres Selbstzweifels und der Fantasie des sicheren Scheiterns zu handeln, denn im Handeln, in der Aktivität, steigert sich ihre Zuversicht. Nun weiß der Depressive in der Regel recht gut, dass es besser wäre, aufzustehen und aktiv zu werden. Er vermisst nur die Kraft dazu. Alle im traditionellen moralischen Zuspruch vertrauten Forderungen, sich mehr anzustrengen, seinen Willen anzuspannen, sich zusammenzureißen und den inneren Schweinehund niederzukämpfen reißen ihn ja nicht aus der Lähmung, sondern vertiefen seine Schuldgefühle und damit seine Passivität.

Gandalf macht dem König keine Vorhaltungen, in denen nicht auch ein Stück Anerkennung und Erinnerung an frühere Tugend und Größe steckt. Er sagt beispielsweise, dass der König seine alte Kraft noch besitzt, sie aber nicht mehr erinnert, dass die Höflichkeit in seiner Halle früher großartig war und jetzt nachgelassen hat, dass er keine Krücke braucht, um zu gehen. Vor allem aber erzählt er eine Geschichte, welche Handlungsmöglichkeiten erschließt. Sie ersetzt die Mischung aus Lähmung und falschem Frieden mit sich selbst durch riskante Zuversicht. Der König soll sich seinen Aufgaben stellen; ob er Erfolg haben wird, bleibt ungewiss.

Hier unterscheidet sich die psychotherapeutische Konfrontation von Ansätzen, in denen nahegelegt wird, sich einer höheren Macht anzuvertrauen und auf einen besseren Zustand zu hoffen, der von dieser Macht nach einem vorschriftsmäßigen Erdenleben gespendet wird. Psychotherapie ist in dieser Welt, wissenschaftlich fundiert und professionell orientiert. Das heißt, dass es sich nicht um die Anwendung eines standardisierbaren wissenschaftlichen Regelwerks handelt, sondern um die kreative Arbeit mit den vorhandenen Ressourcen, die allerdings immer nach rationalen Begründungen strebt und sich an einem entsprechenden Diskussionszusammenhang orientiert.

In therapeutischen Konfrontationen ist es stets sehr wichtig, den falschen Ratgeber aufzudecken, dem eine Störung der Kränkungsverarbeitung geschuldet ist. Das ist nicht immer so einfach wie bei Theoden, zu dessen Füßen Schlangenzunge sitzt und ihm einredet, dass er hinfällig und ängstlich ist, um ihn den Feinden Rohans auszuliefern. Sehr häufig wissen kranke Menschen gar nicht mehr, wessen Einflüsterungen sie folgen, wenn sie sich selbst unterschätzen und das vertraute Übel dem unbekannten Gut vorziehen. Es ist notwendig, erst einmal herauszufinden, wer oder was sie derart entmutigt hat, aus welchen Gründen sie diesen dummen und selbstschädigenden Stolz entwickeln mussten, der sie jetzt behindert. Solche Ratgeber können die Eltern gewesen sein, welche das expansive Selbstgefühl eines Kindes »gebrochen« haben, unter Umständen mit der Absicht, es so in ein angepasstes und risikoloses Leben zu führen, während sie selbst unfreiwillig grausamen Gefahren ausgesetzt waren. Ich habe eine Reihe solcher Fälle in Familien gefunden, bei denen ein Elternteil (oder beide Eltern) durch Ereignisse des Zweiten Weltkriegs, wie Vertreibung, Lagerhaft, Kriegsverletzungen, massiv traumatisiert worden war bzw. waren. Ihre Kinder trauten sich nichts zu, versagten in Schule und Beruf und waren drogengefährdet. Es zeigte sich, dass hier die Eltern als »falsche Ratgeber« unbewusst versucht hatten, sie gegen die eigenen Traumatisierungen zu sichern. Sie hatten ihnen durch ihre ausschließlich auf (schulische) Leistung eingeengte Haltung keine Kindheit und Jugend ermöglicht, die sich von zuversichtlichen Eltern beschützt entfalten kann und dann in eine selbstbewusste, aktive Anpassung an schulische und berufliche Anforderungen mündet.

Die meisten der heute über 60-jährigen Menschen in Deutschland haben oder hatten Eltern, die in den unterschiedlichsten, häufig aber sehr massiven Formen durch Krieg und Nachkriegszeit traumatisiert sind oder waren. Es gab unmittelbare Traumatisierungen durch Kriegsverletzung, Gefangenschaft, Vertreibung, Vergewaltigung, und es gab und gibt die mittelbare Verletzung der eigenen Wertwelt bei den meisten Deutschen durch die Verstrickung in ein verbrecherisches Regime, das auf raffinierte Weise an den deutschen Narzissmus zu appellieren wusste und in seinem Scheitern das Selbstgefühl der Beteiligten und ihrer Kinder schädigte.

Beschäftigung mit der neueren Geschichte und längere Aufenthalte in anderen europäischen Ländern, in den USA und in Israel können dem Therapeuten eine Ahnung von diesen Traumatisierungen vermitteln, ohne deren Kenntnis ich mir eine Psychotherapie dieser Generation gar nicht mehr vorstellen kann. Wer nicht ein Buch wie »Die deutsche Mutter und ihr erstes Kind« von Johanna Haarer gelesen hat, das im Dritten Reich und bis in die fünfziger Jahre zur Ausrüstung »moderner« Mütter gehörte, der ahnt kaum, wie viel Schlangenzunge in Kindern wirkte, die lernen mussten, keine Schwäche zuzulassen und sich einer kalten mütterlichen Übermacht bedingungslos zu fügen.

Im Alter, angesichts eigener Grenzen und beginnender Hinfälligkeit, werden gerade solche Botschaften wieder virulent. Die therapeutische Strategie sieht dann so aus, erst einmal herauszufinden, welche Ratgeberstimmen aus der Lebensgeschichte der Kranken gespeichert sind. Dann können wir Möglichkeiten finden, diese Stimmen zu verstärken und sie der bewussten Kritik des Kranken auszusetzen. So wird er sich von ihnen distanzieren und seine eigenen Möglichkeiten neu beleben.

Die 61-jährige Irene litt unter auf das Herz projizierten Angstanfällen, die ihr jede Lebensfreude nahmen und ihr den Aufenthalt in ihrem Gartenhaus unmöglich machten, um das sie sich in den letzten Jahren ein Staudenparadies angelegt hatte. Dabei, so sagte sie im Erstgespräch fordernd, hätte es ihr jetzt doch gut gehen müssen, denn sie habe endlich den Absprung aus der Ehe mit ihrem zweiten Mann, einem alkoholkranken Ex-Manager, geschafft, die Kinder seien längst aus dem Haus, sie sei jetzt offen für Neues – wenn nicht diese Herzsymptome wären. Nachdem mehrere Internisten behauptet hätten, ihr Herz sei kerngesund, wolle sie jetzt doch einen Versuch mit der angeratenen Psychotherapie machen.

Irene kam aus einer äußerlich »normalen« Familie, die seit Generationen einen großen Laden für Werkzeug und Geschirr in einer schwäbischen Kleinstadt besaß. Erst in der Therapie wurden ihr die Brüche hinter dieser Fassade deutlich. Der Vater war fünf Jahre im Krieg gewesen und hatte mit der Bekämpfung von Partisanen zu tun gehabt. Die Mutter führte ein zwanghaftes Regiment, schrieb auch die kleinste Ausgabe für den Haushalt in ein Buch und bestand auf den vom Vater vollzogenen Strafritualen, bei denen die Zahl der Schläge mit dem Ochsenziemer erst angekündigt und dann, nachdem die Delinquentin einen Tag Zeit gehabt hatte, sich in das Maß ihrer Verfehlung zu vertiefen, auch vollzogen wurde; anschließend mussten sich die Kinder, unter Androhung schwerer Strafe, beim Vater für die Exekution bedanken.

Irene hatte ein beschütztes und sehr angepasstes Leben geführt; die väterliche Autorität wurde während ihrer ersten Ehe mit dem Sohn eines befreundeten Geschäftsmannes nie angetastet. Das geschah erst, als sie den Mann kennen lernte, von dem sie sich jetzt hatte scheiden lassen. Damals hatte sie zum ersten Mal in ihrem Leben ihrem Vater offen widersprochen und seinem Wutausbruch standgehalten. Er ging drohend auf sie zu, und sie schrie ihn an: »Schlag mich doch! Aber diesmal werde ich mich nicht bedanken, du Sadist!« Daraufhin brach der Vater zusammen, weinte und bat die Tochter, der Familie doch keine Schande zu machen; es habe noch nie eine Geschiedene im Haus gegeben.

Irene hatte damals nur ihren Triumph ausgekostet; der Vater war gestürzt, sie hatte sich befreit. Aber der zweite Mann, der soviel mutiger, fordernder, weniger langweilig war als der erste, entpuppte sich als Trinker, der von Irene vor allem versorgt wer-

den wollte, seit er sich ihrer sicher war. Sie tat das gerne und intensiv, solange die beiden Kinder noch im Haus waren, ihr Sohn und seine Tochter, die aber meist bei der geschiedenen Frau ihres Partners lebte. Aber als ihr Sohn studierte, wollte sich Irene eine neue Aufgabe suchen. Ihr früherer Beruf als Sozialpädagogin behagte ihr nicht mehr, sie wollte Heilpraktikerin werden und suchte bei ihrem Mann, der in der Pharmaindustrie zu tun hatte, Unterstützung. Dieser tat ihre Absichten als Spinnerei ab, vor allem, als Irene begann, Kurse zu besuchen, die naturwissenschaftliche Medizin in Frage zu stellen und bald auch sein Verständnis von Ehe und Familie.

Irene machte dennoch ihr Examen. Sie lebte mehr als in der ehelichen Wohnung in ihrem ausgebauten Gartenhäuschen, wo sie Heilkräuter aus Sämlingen zog und trocknete. Sie scheute sich aber, sich als Heilpraktikerin niederzulassen. Es schien ihr mehr darum zu gehen, alle Examina zu bestehen und ihre naturheilkundlichen Kenntnisse im Freundeskreis umzusetzen, als professionell zu arbeiten. Sie brauche auch kein Geld, das väterliche Erbe, in einigen Mietwohnungen angelegt, garantierte ihr ein unabhängiges Einkommen.

In der Therapie erkannte Irene, wie sie sich nur scheinbar von dem väterlichen Tyrannen befreit hatte. Sie ersetzte ihn durch einen neuen Tyrannen, vor dem sie keinerlei Angst empfand. Anfänglich war ihr zweiter Mann eine Art Gegengift gegen die väterliche, kleinbürgerlich-enge Welt. Später erregte er in ihr eher Mitleid. Wie würde sein Haushalt verkommen, wenn sie nicht mehr für ihn sorgte! Als sie sich getrennt hatte und der verlassene Trinker sehr schnell eine neue Frau hatte, die ihm den Haushalt führte, als sie während einer der Auseinandersetzungen um die Scheidung von ihm sogar erfuhr, dass er schon während der Ehe – sie hatte sich schließlich sexuell verweigert, wenn er nach Wein roch – eben diese neue Hausfrau zur Geliebten hatte, brach in Irene etwas zusammen. Sie fühlte sich wertlos, gescheitert, von allen Freunden und von ihrem eigenen, bisher so sportlichen und tüchtigen Körper verlassen.

Zusammenfassungen eines therapeutischen Prozesses klingen immer eindeutiger und klarer, als es die Arbeit selbst ist. Irene wollte die Behandlung nach zehn Sitzungen beenden, weil sie – mit ihrem Vermeidungsverhalten konfrontiert – jetzt zum ersten Mal wieder in dem Gartenhaus übernachtet hatte. Das bedeutete doch, sie war über den Berg.

Sie fuhr in die Sommerferien an einen Ort, an dem sie bereits mit dem Vater Urlaub gemacht hatte – und landete mit einer Herzkrise im örtlichen Krankenhaus. Auch dort fand sich kein Schaden am Herzen. So meldete sich Irene nach den Ferien wieder, diesmal für eine Psychoanalyse; ich hatte ihr diese Möglichkeit angeboten, aber es auch wohlwollend akzeptiert, als sie sich mit ihrer Blitzheilung verabschieden wollte.

Diese stellte sich jetzt als Übertragungsfolge heraus. Irene hatte mich als neuen, Halt gebenden Vater erlebt und daher schnell ihre Panik überwinden können. Aber sie fürchtete sich davor, in eine Auseinandersetzung mit mir zu geraten, und wollte daher auch möglichst schnell die Behandlung beenden. Aber an genau dem Ort allein zu sein, an dem sie als Kind mit ihrem Vater, als junge Frau mit ihrem Ehemann Urlaubstage verbracht hatte, war zu viel.

Die Angst, gänzlich verlassen zu sein, war nicht mehr zu steuern. Sie ließ sich nur an das Herz binden. So konnte Irene wenigstens einen Rest Abstand behalten, sich selbst als Herzkranke in die Klinik einliefern und sich dort von den Ärzten beschützen lassen. Denn hinter dieser Angst, das zeigte jetzt die weitere Analyse und die Untersuchung der Übertragung, stand die tiefste Wut des traumatisierten Kindes, eine Wut, die ausreichen würde, jeden potenziellen Mann aus ihrem Leben zu tilgen, ehe er überhaupt hineingekommen sei. So reizte die Wut die Verlassenheitsängste, und die Verlassenheitsängste reizten die Wut, denn wer anders als die Männer, angefangen beim Vater und aufgehört beim nutzlosen Therapeuten, war schuld an der Angst?!

Irene lernte mich sowohl als deutenden wie als konfrontierenden Therapeuten kennen. Ich möchte diese Fallskizze nutzen, um die Unterschiede zwischen beiden Interventionsformen herauszuarbeiten. Deutend gingen wir vor allem der Familiengeschichte auf den Grund: der Traumatisierung des Vaters, der viel lieber studiert hätte, als das Geschäft zu übernehmen, der Zuflucht im Nationalsozialismus suchte und später nie wieder über

seine einstige Begeisterung für die Partei oder über seine Kriegs-
erlebnisse sprach, sondern vor allem rastlos arbeitete.

Die Mutter kam aus einem Akademikerhaushalt, war aber sozial abgestiegen, denn ihr Vater hatte Geld unterschlagen und
war im Gefängnis gewesen. Jetzt erinnerte sich Irene auch, wie
die väterlichen Großeltern gegen die Mutter gehetzt hatten und
die Mutter durch einen Putzfimmel und Überkorrektheit versucht hatte, sich gegen diese Entwertungen zu schützen. In Träu-
men und allmählich genaueren Erinnerungen an die Prügelsze-
nen kam Irene sogar eigenen sadistischen und masochistischen
Fantasien näher sowie dem Eingeständnis, dass sie manchmal
eine solche Bestrafung absichtlich auf sich gezogen hatte, weil
die Striemen durch den Ochsenziemer ihr eine unklare innere
Spannung linderten, deren sexuelle Qualitäten sie inzwischen
unbefangener benennen konnte.

Die Konfrontationen hingegen bezogen sich vor allem auf Irenes Passivität und ihre Rückzugsneigungen, sowie anfänglich
auch auf den tragikomischen Widerspruch zwischen ihren Sui-
zidwünschen (»dann hätte ich endlich Ruhe«) und ihrer Angst,
an einem plötzlichen Herzstillstand zu sterben. Die ausgeprägte
Intelligenz und Kreativität Irenes erleichterten ebenso wie ihr
Humor solche Auseinandersetzungen sehr. Sie gab ihre Vermeidungen (das Beispiel mit dem Rückzug aus dem geliebten Garten wurde schon erwähnt) allmählich auf und lernte, trotz ihrer
Ängste und Herz-Missempfindungen handlungsfähiger zu werden. Sie erkannte mit Hilfe der Konfrontationen, dass sie immer
ihre beruflichen Fähigkeiten unterschätzt und sich auch dort einem Mann unterworfen hatte, wo sie eindeutig besser Bescheid
wusste als dieser. Das galt sogar noch für die Gegenwart, wo sie
die Unfähigkeit des Vermögensverwalters, der seit vierzig Jahren mit ihrer Familie zusammenarbeitete, scharfsichtig erkannte,
sich aber nicht zutraute, etwas dagegen zu unternehmen.

Deutungen versuchen, den unbewussten Hintergrund von Er-
lebnissen aufzudecken und dadurch die innere Freiheit einer Person zu vergrößern; Konfrontationen hingegen erschließen neue
Handlungsmöglichkeiten und benennen Vermeidungen. Sie gehen von einem Modell dessen aus, was Menschen tun können;
eine häufige rhetorische Figur ist beispielsweise die Unterschei-

dung zwischen »können« und »wollen«. Irene sagt: »Ich kann einfach nicht mehr in mein Gartenhaus gehen!« Therapeut: »Sie können natürlich dorthin gehen, schließlich sind Sie nicht eingesperrt oder gelähmt. Sie wollen lieber der Angst nachgeben, als sich ihr stellen. Ich denke, Sie könnten sehr wohl dorthin gehen. Etwas Schlimmeres als die Angst wird Ihnen dort kaum begegnen, und diese haben Sie doch schon einige Male überlebt. Je weniger Sie sich von der Angst beeindrucken lassen, desto weniger Macht wird sie auch über Sie gewinnen!«

Eine andere Intervention wäre: »Haben Sie keine Freundin – oder einen Freund – die Sie begleiten?« Irene: »Doch, stimmt, Maria hat neulich gesagt, sie würde gerne mal wieder mitkommen!« Oder aber: »Nun ja, Maria würde vielleicht schon mitkommen – aber was mache ich, wenn ich einen Anfall habe? Ich kann ihr doch nicht zumuten, dass es mir dann so schlecht geht und ich gleich wieder nach Hause muss. Ich weiß auch gar nicht, ob ich will, dass sie von meiner Krankheit erfährt!« Therapeut: »Wozu hat man Freunde? Wenn Maria solche Ängste hätte, wäre es Ihnen dann recht, wenn sie nichts davon sagen würde und versuchen würde, Sie da herauszuhalten?« Die Konfrontation soll also die Auseinandersetzung mit der Realität fördern und es der Klientin ermöglichen, Ziele zu verwirklichen und sich zu entwickeln.

Jede Konfrontation hat einen Deutungsaspekt, und jede Deutung einen Aspekt der Konfrontation. Wenn ich konfrontiere, deute ich sozusagen für den Klienten eine Möglichkeit in der Realität, die er nicht wahrnimmt oder sich nicht zutraut, die aber seine Entwicklung fördern würde. Wenn ich deute, konfrontiere ich den Klienten mit etwas Unbewusstem. Oft bereitet die Konfrontation der Deutung den Weg, und umgekehrt. Ein Patient gibt sich der Fantasie hin, er hätte alle wichtigen Termine im Kopf. Daher versäumt er immer wieder eine Sitzung. Mit seiner Verweigerung konfrontiert, es sich und mir bequemer zu machen, indem er einen Terminkalender benutzt, kann er die Anregung aufnehmen. Dann ist ein Hindernis der Therapie beseitig. In den meisten Fällen wird das so glatt aber nicht gehen. Dann wird der Patientin Material zu den emotionalen Hintergründen bringen, die ihn zu seinem Verhalten veranlassen. Dieses Material wird dann untersucht und gedeutet. Das kann beispielsweise so aussehen, dass der Patient durch die Begegnung mit einem dementen Familienangehörigen so schockiert ist, dass er sich ständig sein ausgezeichnetes Gedächtnis beweisen muss.

9. Psychopharmaka im Alter

Mephistopheles:
Du siehst, mit diesem Trank im Leibe,
Bald Helenen in jedem Weibe.

Goethe, Faust I

Während alte Patienten nur selten in psychotherapeutischen Praxen behandelt werden, erhalten sie oft Psychopharmaka – und dabei öfter die falschen als Medikamente, die wenigstens keinen Schaden anrichten. Etwa 10 Prozent der erwachsenen Menschen in Deutschland schlucken Psychopharmaka. Frauen tun das dreimal häufiger als Männer. Alte Menschen stellen ziemlich genau die Hälfte dieser Gruppe in der Gesamtbevölkerung, das heißt, sie sind eindeutig überrepräsentiert. Das gilt vor allem für die Bewohner von Heimen mit schlechtem Personalschlüssel, bei denen Pflegepersonal und Angehörige die behandelnden Ärzte auffordern, unruhige oder klagsame Patienten zu sedieren.

Mehr als die Hälfte der verordneten Psychopharmaka sind Mittel mit einer hohen Suchtpotenz, die eigentlich nicht länger als höchstens vier Wochen am Stück verordnet werden dürften. Es handelt sich um die so genannten Benzodiazepine, die unter einigen Dutzend Warenzeichen (Valium, Tavor u. a.) vertrieben werden und kurzfristig sowohl Ängste lösen wie Schlafstörungen beseitigen. Die Gründe für diesen Missbrauch liegen auf der Hand: Die Patienten beruhigen sich rasch, die Mittel sind billig, der Arzt wird als Helfer anerkannt, die auftretenden Entzugserscheinungen werden durch die Gabe höherer Dosen verdeckt.

Der Münchner Psychiater Hans Förstl und seine Mitarbeiter kritisieren diese Praxis nachdrücklich. Sie bringt Psychopharmaka ganz allgemein in Verruf und schädigt die Kranken kaum weniger als die Ausgabe von Alkohol. Ehe ein Arzt solche Beruhigungsmittel verordnet, müsste er seine Patienten über die Gefahren aufklären. Jedes Suchtmittel wirkt schnell. Es kommt daher bei den Patienten gut an. Aber die einsetzende Toleranz führt dazu, dass nach kurzer Zeit die bisherige Dosis nicht so hilfreich ist wie anfänglich. Wenn jetzt der Patient enttäuscht das Mittel absetzt, können Entzugssymptome auftreten, die unangenehmer sind als die anfänglichen Symptome. Dann droht die Gefahr einer Selbstmedikation, das heißt, die Betroffenen steigern eigenmächtig die Dosis und verstärken dadurch ihre Abhängigkeit.

Der Organismus gewöhnt sich an den beruhigenden Effekt. Viele benzodiazepinabhängige Menschen schlafen schlecht; sie bekämpfen die Schlaflosigkeit durch zusätzliche Mittel. Da diese Mittel die Muskeln entspannen und oft auch eine gewisse Gleichgültigkeit induzieren, ist die Unfallgefahr unter dem Einfluss von Benzodiazepinen erhöht. Ein zu wenig beachtetes Problem ist auch, dass Benzodiazepine bei alten Patienten erheblich stärker wirksam sind, ohne dass alle Verordner darauf Rücksicht nehmen und entsprechend geringe Anfangsdosierungen verwenden.

W. E. Müller hat darauf hingewiesen, dass zur Zeit über 20 verschiedene Benzodiazepine im Handel sind, Grundstoffe für über 70 unterschiedliche Präparate. So werden alten Patienten, die über Unruhe und Angst am Tag und schlechten Nachtschlaf klagen, von einem nicht speziell in Psychopharmakologie geschulten Arzt gelegentlich sogar zwei Mittel verordnet, die sehr ähnliche Wirkstoffe enthalten. Gefährliche Überdosierungen sind die Folge. Dabei gefährdet nicht nur die Sucht die Gesundheit der Alten. Auch das Risiko von Schenkelhalsbrüchen ist bei Patienten, die Benzodiazepine eingenommen haben, ungefähr doppelt so hoch wie bei Alten, die ohne solche Medikamente auskommen (Müller 1997).

In einer Krankenkassenstudie wurden 64,5 Prozent aller Psychopharmaka an Personen über 60 Jahren verschrieben, obwohl diese nur 23 Prozent der Versicherten stellten. Dabei waren die Verordner in über drei Viertel der Fälle Nicht-Spezialisten für solche Medikamente, nämlich Allgemeinärzte, während nur zehn bis maximal zwanzig Prozent der Psychopharmaka von Spezialisten – den Nervenärzten – verschrieben wurden (Glaeske 1993).

Rund zwei Drittel bis drei Viertel aller Fälle von Medikamentensucht, die behandelt werden, betreffen die Benzodiazepine. Die körperliche Abhängigkeit von diesen Stoffen kann sich auch bei normaler Dosierung bereits in einigen Wochen einstellen. Man schätzt, dass 10 Prozent der männlichen und 14 Prozent der weiblichen 70-Jährigen medikamentenabhängig sind, fast immer von Benzodiazepinen. Noch schlimmer sind die Zustände in Alten- und Altenpflegeheimen. Dort sind Psychopharmaka die mit Abstand am häufigsten verschriebene Medikamentengruppe (65 % gegenüber zum Beispiel 35 % Herzmitteln). Jeder zweite Bewohner konsumiert ein solches Mittel, wiederum in den meisten Fällen ein Benzodiazepin. In den Altenpflegeheimen ist der Prozentsatz noch höher als in den Altenheimen.

In der Behandlung von Irene (S. 108) trat eine erhebliche Beruhigung ein, als sie aufhörte, den Schmerz durch die Panikattacken sozusagen durch sadistische Verfolgung noch zu steigern, indem sie sich weigerte, eines der ihr von den behandelnden Ärzten angebotenen Psychopharmaka zu nehmen. Wenn ihr körperlich nichts fehle, dürfe sie auch nichts einnehmen, sie sei schon in Psychotherapie. Als wir dieses Motiv besprochen und mit den sadistischen Szenen ihrer Kindheit verknüpft hatten, wurde Irene toleranter mit sich selbst. Sie fürchtete sich weniger vor den Herzangstanfällen und der mit diesen verknüpften Schlaflosigkeit. »Ich habe die Mittel in meinem Nachtkästchen, und ich weiß, ich bin nicht mehr so ausgeliefert wie früher. Ich brauche ganz selten wirklich eine Tablette, meist reicht es schon, zu denken, dass ich schließlich jederzeit eine nehmen kann.«

Unter den Spezialisten für Psychopharmaka sind die Benzodiazepine in Verruf, während Antidepressiva (die aus historischen Gründen diesen Namen tragen, aber auch gegen Panik, Zwangserkrankungen, Schlafstörungen und chronische Schmerzen wirken) ebenso befürwortet werden wie die so genannten »Neuroleptika«, die vor allem gegen Wahn, Halluzinationen, hochgradige Unruhe- und Angstzustände sowie aggressive Übererregbarkeit eingesetzt werden. Beide Mittelgruppen machen nicht süchtig. Ihre Wirkung ist nicht euphorisierend, sondern eher normalisierend; sie tritt manchmal erst nach Wochen ein. Daher ist hier ein vertrauenswürdiger Spezialist unentbehrlich, an dessen Anweisungen man sich halten sollte, wenn man noch keine eigenen, gründlichen Erfahrungen mit den betreffenden Stoffen hat.

10. Aktivierende Pflege und Psychotherapie

Seitdem wir den Irrtum überwunden haben, dass das uns geläufige Vergessen eine Zerstörung der Gedächtnisspur, also eine Vernichtung bedeutet, neigen wir zu der entgegengesetzten Annahme, dass im Seelenleben nichts, was einmal gebildet wurde, untergehen kann, dass alles irgendwie erhalten bleibt und unter geeigneten Umständen … wieder zum Vorschein gebracht werden kann.

Sigmund Freud

Studenten der Geschichtswissenschaft werden in den ersten Vorlesungen darüber belehrt, dass die Frage »was wäre gewesen, wenn ...« in ihrem Fach unzulässig ist. Wer herausfinden möchte, was gewesen ist, kann sich nicht damit ablenken, was hätte sein können. Diese Frage führt in das Reich der Spekulation.

Psychologen müssen nicht so streng sein. In ihrem Fach geht es auch um die menschliche Fantasie, die nirgends besser gedeiht als im Irrealis. Eine solche irreale Fragestellung, die ein Dilemma der modernen professionellen Verwirrungen im Umgang mit Altersproblemen formuliert, könnte lauten: Was wäre gewesen, wenn nicht ein Arzt, sondern ein Krankenpfleger die Psychoanalyse entdeckt hätte?

In ihrem Ursprungssinn (griechisch terapeuein heißt »dienen«) stand die Psychotherapie den Pflegewissenschaften schon immer näher als der Medizin, der Philosophie oder der Pädagogik. Nur hat es solche Pflegewissenschaft nicht gegeben, als die Psychotherapie definiert wurde. Es hat zwar Pflege gegeben, und gute Pflegepraxis ist sicherlich schon immer auch das gewesen, was gute psychotherapeutische Praxis als Neuerung hingestellt hat. Aber neue Berufe sind auch neue soziale Institutionen. Solche Institutionen entstehen dort, wo über die Verteilung von Macht entschieden wird. Daher musste Psychotherapie auch von einem Akademiker erfunden werden – und die pflegerische Psychotherapie der von vielfältigen Rückentwicklungen heimgesuchten Alterspatienten von einem Pfleger ein zweites Mal, in einer Zeit, in der eine gewisse Respektlosigkeit gegenüber dem »Establishment« zum ersten Mal auch akademisch gedeihen durfte.

In den Vorarbeiten zu diesem Buch habe ich einiges über Gerontopsychiatrie und Gerontopsychologie gelesen, mit jener Mischung aus Respekt vor akademischer Gründlichkeit und höflicher Langeweile, die so oft die Begegnung des individualistischen Praktikers und Autors mit einer Scientific Community charakterisiert. Dann las ich auch »Verwirrt nicht die Verwirrten« von Erwin Böhm – und war bewegt und fasziniert. Ich fand sehr viel Vertrautes wieder, aber der Zusammenhang, in dem es gesehen und in den es gebracht wurde, war doch ganz neu.

Böhms Kerngedanke, den er unermüdlich und mit oft zynischem, aber auch schmerzhaft klärenden Witz vertritt, ist etwas dem Analytiker Vertrautes: Wir verstehen einen Menschen aus seiner Geschichte. Wir müssen uns seine Geschichte erzählen lassen, um Zugang zu ihm zu finden. Wir dürfen seine Geschichte nicht durch unsere Geschichte trüben. Böhm, im Jahr 1940 in Wien geboren, lernte ursprünglich Karosseriespengler und hat sich seine Sympathie für die einfachen Leute erhalten. Er schulte dann um, wurde Krankenpfleger in der Psychiatrie, las viel und machte eine steile Karriere als Pflegelehrer, Oberpfleger, Pflegedirektor. Heute trägt er den Professorentitel und ist Fortbildungsverantwortlicher für die gesamte Krankenpflege in Österreich. Ich erinnerte mich jetzt, dass ich ihm schon einmal indirekt begegnet war.

Ich leitete damals eine Balintgruppe von Krankenpflegerinnen, die im Unterricht, in der Fortbildung und in der Supervision arbeiteten. Wir sprachen öfter über die Schwierigkeiten, sich während Supervisionen und Fortbildungen im Bereich der Altenpflege nicht von den desolaten Zuständen in den Pflegeheimen anstecken zu lassen. Diese schienen mit einer besonderen Intensität nach den Supervisorinnen zu greifen, die ihre Ängste und Aggressionen angesichts des Elends, das sie beobachteten, nicht so einfach in Aktionen umsetzen oder verleugnen konnten, wie das anscheinend den Pflegenden selbst gelang. Öfter als einmal seufzte eine dieser doch sehr erfahrenen, mit den Schattenseiten des menschlichen Lebens vertrauten Frauen: »Wenn ich das so sehe – ich möchte niemals alt werden!«

Daher horchten wir alle auf, als eine Frau aus dieser Gruppe, die früher Pflegedirektorin gewesen war und jetzt Organisationsentwicklungen in Krankenhäusern leitete, von einem psychiatrischen Pflegeheim berichtete, in dem sie selbst dann gerne alt sein würde, wenn sie dement und hilflos wäre. Es war ein Heim, das nach den Anregungen von Erwin Böhm aufgebaut war. Nach ihrem Bericht wurde dort für jeden Bewohner nach seiner Lebensgeschichte und den in dieser vorgegebenen Ansätzen für vertraute Aktivitäten ein eigenes Konzept erstellt; es wurde ihm beispielsweise das Zimmer mit Trödel aus der Zeit eingerichtet, in der er sich dank seines Altgedächtnisses noch sicher fühlte.

Vermutlich ist es der unvoreingenommene Blick, den Böhm sich erhalten hat und der ihm half, die Schäden zu erkennen, welche eine Pflege anrichtet, die dem alten Menschen möglichst viel abnimmt. Er beschreibt, wie die Ergotherapeutin mühsam mit einem Schlaganfallpatienten übt, den Löffel wieder zum Mund zu führen – und wie später, bei der nächsten Mahlzeit, die Pflegekraft den Alten füttert, weil er sonst viel zu lange braucht, um satt zu werden. Er untersucht scharfsichtig die Motive Angehöriger, alte Eltern selbst zu pflegen oder abzuschieben, und beschreibt die immense Bedeutung der Umwelt für die Entwicklung einer Altersdemenz. Eine alte Bäuerin, die sich in einer neuen Umgebung nicht mehr orientieren könnte, die gelegentlich inkontinent ist, aber noch in ihrem Tempo arbeiten kann, hat in einem landwirtschaftlichen Betrieb eine sinnvolle Aufgabe, sie kann beispielsweise Unkraut jäten, was sie noch gerne tut.

Böhm wendet sich gegen alle Versuche, den alten Menschen eine (Pflege)Kultur aufzuzwingen, die nicht deren eigene ist. Wenn man alte, verwahrloste Menschen befragt, ob sie mit ihrem Zustand in einer schlecht geheizten Wohnung zufrieden sind, wollen sehr viele an ihrem Zustand nichts ändern. Das schockiert junge Fachpfleger oft sehr, empört sie sogar. Böhm hat als »Kommunikations-Wunder« das Zusammentreffen von Patient X und Pfleger Y karikiert: Der Patient kommt aus der Arbeiterschicht, ist im ersten und zweiten Weltkrieg geprägt, will in seiner Bruchbude bleiben, hat keine Schulbildung und heftige Autoritätsangst. Der Pfleger kommt aus der Feizeitgesellschaft, ist teamorientiert, wählt die Grünen, wohnt bei seiner Mutter in einer Fünf-Zimmer-Wohnung, hat Abitur, ist gegen das Patriarchat und kennt autoritäre Prägungen nur aus Romanen. (Böhm 1988, S. 95).

Wenn hier der Pfleger davon ausgeht, er wüsste, was gut für den Klienten ist, ohne sich mit dessen Lebensgeschichte und Prägungen zu befassen, dann kann man sich leicht vorstellen, wie viel professionelle Energie sinnlos vergeudet wird. Das Ende wird wieder einmal sein, dass das bequeme Defizitmodell dominiert: Der (sprachlose) Alte ist eben zu dement, um die guten Pflegevorschläge des (eloquenten) jungen Pflegers anzunehmen und umzusetzen.

Das Freud'sche Motto »Wo Es war, soll Ich werden« passt recht gut auf die Situation verwirrter, desorientierter, in ihrem

Selbstbewusstsein tief verletzter Greisinnen, die durch einen aktivierenden Pfleger, der mit ihnen Fotoalben durchsieht oder alte Dokumente und Briefe studiert, betreut werden. »Wer von uns denkt schon daran, dass eine jetzt 90-jährige Greisin einmal eine gute Skifahrerin war und dies auch heute noch könnte, obwohl sie desorientiert erscheint? Wer von uns traut einer 80-jährigen, fast blinden Frau zu, dass sie einmal Englisch unterrichtet hat und dies heute noch für andere Patienten könnte? ... Eine heute 80-Jährige, die vor vielen Jahren in einem Varieté als Tänzerin auftrat und daher schminken kann, sollte ersucht werden, ihre im Bewusstsein tief verankerten Wissenspotenziale an Junge (Süchtige oder Schwestern) weiterzugeben und so kann ein Schminkkurs im Tagesraum abgehalten werden. Sie, die heute 80-Jährige, zeigt uns jungen Unerfahrenen, wie ›es gemacht wird‹. Alter kommt wieder zu Ansehen: sie ist jemand, sie ist unsere Schminkexpertin.« (Böhm 1988, S. 156/157).

11. Ein neuer Umgang mit dem Alter

Notwendig für alle aktivierenden Schritte ist allerdings die Voraussetzung, die althergebrachten Berufsethik-Normvorhaltungen in andere Bahnen zu lenken, die verlogene Berufsethik zu korrigieren. Ich bin davon überzeugt, dass das sogenannte »Herz« jeglichen rehabilitativen Gedanken bremst. Emotional leide ich immer noch darunter, wenn sich eine alte Frau den Schlüssel, der ihr aus der Hand gefallen ist, selbst aufheben soll oder ihr Bett selbst in Ordnung halten muss.

Erwin Böhm

Die Arbeit mit alten Menschen ist für viele Helfer psychisch besonders belastend. Fehlzeiten durch Krankheit sind ein Gradmesser von Burnout. Sie sind in der Altenpflege doppelt so hoch wie in anderen Sparten der Krankenpflege. Das heißt, es ist hier besonders schwierig, eine professionelle Haltung zu entwickeln. Dazu muss sich der Helfer von einem naiven Erfolgsdenken befreien, das angesichts alter Menschen zum Scheitern führt.

Kinder und Adoleszente wecken in uns die manische Abwehr – das Leben sei eine aufsteigende Linie, ein Fortschritt zu schöneren Ufern; indem wir mit ihnen arbeiten, partizipieren wir an dieser Illusion. Alte Menschen konfrontieren uns mit der Realität. Das Leben ist ein Umweg zum Tod, ein wunderschöner oder grausamer Schnörkel im Nichts. Der menschliche Humor ermöglicht uns ein Picknick am Rand des Abgrunds; die Manie verleugnet die Existenz dieses Abgrunds und die Depression lässt uns denken, es sei ohnehin alles sinnlos, weil wir am Ende doch in diesen Abgrund stürzen werden, um zu erfahren, ob in ihm Engel, Teufel oder gar nichts auf uns wartet.

Ein Schriftsteller glaubt an die Möglichkeit, mit Hilfe der Sprache sozusagen die Fläche verbreitern zu können, auf der ein solches Picknick stattfinden kann. Er erfreut sich am Paradox des Behagens, auf diesem Platz am Rande des Abgrunds mit Genuss den schönen Essay von Freud über »Das Unbehagen in der Kultur« zu lesen. Kunst und Wissenschaft, Liebe und Einsicht erweitern die menschlichen Möglichkeiten, doch wenn sie sich anmaßen, das Destruktive zu verleugnen, dann geraten sie zu einem Versuch, »Leute, die auf eine Polarexpedition gehen, mit Sommerkleidern und Karten der oberitalienischen Seen auszurüsten«, wie Freud bemerkt hat (Unbehagen, S. 118).

So ist die Arbeit mit Älteren ein ganz eigener und auf seine Weise einzigartiger Weg, der Realität zu begegnen, in der beides ist: Leben und Tod, Eros und Destruktion. Die gegenwärtige Entwicklung der Bevölkerung, die Frank Schirrmacher als »Methusalem-Komplott« in der Art einer Verschwörung metaphorisiert, ist auf jeden Fall einzigartig: Noch nie gab es eine soziale Welt, in der mehr Alte als Junge lebten. Jetzt müssen die Erwachsenen nicht mehr nur die Jugend erziehen und führen, sondern auch eine große Gruppe von Alten. Wir haben in der Durchschnittsbiografie vielleicht länger die Verantwortung für hilflose Eltern als die für hilflose Kinder. Und wenn wir hier nicht umdenken können, wird diese Aussicht unsere Lebensperspektive verdüstern, ganz sicher gerade bei jenen Erwachsenen, die ihre alten Eltern liebevoll gepflegt haben und dann – selbst kinderlos – auf niemanden rechnen können, der ihnen Gleiches mit Gleichem vergilt.

Wenn ich hier vorschlage, das Konzept der »Hilfe zur Selbsthilfe« durch das der »Führung zur Selbsthilfe« zu ersetzen, dann tue ich es deshalb, weil mir in dem ersten Ausdruck ein Paradox zu stecken scheint. Wenn der Helfer den Betreuten dazu bringen soll, dass sich dieser selbst hilft, dann muss er ihn führen. Die Helfer-Rolle hat eine dienende Qualität, und Dienst ist nur dann mit dem menschlichen Stolz vereinbar, wenn er einem höheren Prinzip gilt, nicht den Launen eines Kranken.

Natürlich ist Führung ein nicht weniger schillernder Begriff als Hilfe, und »Führer« sprachlich erheblich stärker kontaminiert als »Helfer«. Aber wenn wir uns an einem modernen Führungskonzept orientieren, in dem es darum geht, Ziele zu bestimmen und Verantwortung zu übernehmen, dann bietet die Fantasie, Führung zu übernehmen, doch erheblich bessere Orientierung in der Realität als einem alten Menschen »zu helfen«.

Naives Helfen heißt, dem Gegenüber auch die kindlichen Wünsche zu erfüllen. Das kann ihn dann kindlicher, infantiler, regressiver, passiver machen und den Teufelskreis einleiten, dass es dem Alten immer schlechter geht, weil ihm immer mehr geholfen wird. Noch andere Gefahren liegen im Konzept der »Hilfe«. Wenn wir uns in die Wünsche eines Alternden verstricken lassen, wieder jung zu sein, dann nähern wir uns unweigerlich dem Burnout. Wir fühlen uns scheitern, weil wir ihm dazu nicht verhelfen können, fangen an, ihm entweder aus dem Weg zu gehen, um einem Misserfolgserlebnis auszuweichen, oder geraten in die Stimmung, ihm etwas abzunehmen, was er selbst leisten könnte und was ihn leisten zu lassen unsere Verantwortung ist.

Führung bedeutet Überblick, Abschätzung dessen, was erreichbar ist, Dialogbereitschaft und die Fähigkeit, Einsamkeit zu ertragen. Denn die Menschen, die wir führen, müssen uns nicht sofort dafür anerkennen. Wer leitet, muss sich von der Bestätigung seiner Mitarbeiter unabhängig machen. Ein Vorgesetzter, der von Schmeichelei lebt, wird seine Verantwortung dem besten Schmeichler ausliefern. Er kann seine Aufgaben nicht mehr erfüllen.

Während Hilfe in unserem Erleben »gut« ist und daher zum Versteck für viele weniger gute Aspekte des Menschen zu werden droht, ist Führung »problematisch«. Sie wird ambivalent erlebt. Manche Menschen wünschen sie sich, andere lehnen sie ab. Dorothee Echter, eine Münchner Unternehmensberaterin, die Top-Manager coacht, versucht gerade Frauen – die den größten Anteil der Pflegenden stellen – zu mehr karrierestrategischem Denken und mehr »Lust auf Erfolg« zu bewegen. In der Tat haben Frauen oft Probleme, Führung zu übernehmen, obwohl sie die Dialogbereitschaft und Zielorientierung eines zeitgemäßen Führungskonzeptes oft besser leisten können als Männer, ebenso den Verzicht auf primitive Dominanz.

Im Gegensatz zu dem Klischee der »Hilfe« bietet die viel deutlicher ambivalente, strittige Qualität von Führung weniger Platz für Verschleierung und Verleugnung, die am besten in Ärztewitzen aufgehoben wäre. Hilfe agiert sehr häufig Verschmelzungswünsche, in denen Machtverhältnisse und Expertenverantwortung verwischt werden. »Wie geht's uns denn heute? Was haben wir denn da? Jetzt wollen wir mal den Verband wechseln!« Mit »ich wollte doch nur helfen« lässt sich vieles rechtfertigen, was in einer komplexen Kultur nicht in Ordnung ist – angefangen beim unüberlegten Hochheben eines Verletzten, dessen Querschnittslähmung dadurch komplett wird, bis hin zur samariterhaften Ausgabe von Wodka an den Alkoholiker. In »Hilfe« verschwindet der Unterschied zwischen »Gutes tun« und »Gutes bewirken«; in »Führung« wird er zugespitzt.

Moderne Führung orientiert sich nicht mehr an einer Hierarchie, wie die traditionelle Verwaltung mit ihrem enormen Potenzial an Energieverschwendung und der Produktion von Eitelkeiten. Sie orientiert sich am Unternehmertum, das heißt an der Fähigkeit, mit einer Gruppe von Menschen vorhandene Ressourcen optimal zu nutzen, sodass für die eigene Entwicklung und für die Gesellschaft ein Gewinn entsteht. In dieser Führung geht es darum, Menschen zu bewegen, nicht darum, sie zu unterwerfen und zu beherrschen, das heißt zu kontrollieren. Wir wissen heute genau, dass solche Systeme der Herrschaft und Kontrolle gegenüber unternehmerischen Systemen im Nachteil sind und in allen Kriterien, von der Zufriedenheit der Beteiligten bis zur Produktivität, schlechter abschneiden. Solche unternehmerisch geprägten Systeme beruhen auf Bewegung. Sie sind lernfähig, fördern ihre Mitarbeiter und entwickeln sich dank der von diesen beigesteuerten Ideen. Daher reagieren sie auch schnell und flexibel auf wechselnde Anforderungen.

In Therapie und Pflege heißt Führung, zusammen mit dem Patienten, aber im Vertrauen auf das eigene Können und die eigene Verantwortung Ziele zu finden, die dann in gemeinsamer Arbeit verwirklicht werden. In der Suche nach den Zielen und in ihrer Definition sind beide Partner gleichberechtigt und müssen zu einem Vertrag finden. Aber in der Art, wie sie erreicht werden, trägt der Profi die Verantwortung. Ein Chirurg kann nicht mitten in der Operation den Patienten aufwecken und ihn fragen, ob er weiter schneiden soll, weil er sich nicht mehr sicher ist, ob die Sache gut ausgeht. Unsichere Helfer im psychosozialen Bereich tun Ähnliches gar nicht selten und wundern sich dann, dass solches Verhalten, das sie vielleicht gar als partizipativ oder demokratisch verstehen, derart viel Verwirrung stiftet. Wer modern führt, muss motivieren; er kann nicht kommandieren und sich über sein schlechtes Menschenmaterial beklagen, wenn das nicht funktioniert.

In dem hier gemeinten Sinn von Unternehmertum geht es um eine soziale Kreativität, die sich gerade darin entfaltet, den Widerspruch zwischen egoistischem Interesse und sozialem Interesse zu überwinden. Es klingt zynisch, gegen tönende Worte über die Bedeutung idealistischer Motive die These zu setzen, dass ehrliche Menschen das, was sie tun, für Geld und für Ruhm tun. Aber an dieser Aussage bemängle ich nicht den Zynismus. Sie ist mir zu banal, zu wenig subtil. Denn Geld wollen wir alle, und je offener wir uns dazu bekennen, desto weniger Ressentiment und Groll sammelt sich im Unbewussten. Aber Geld beruhigt nur; erreichte idealistischen Ziele beglücken.

In der individualisierten Gesellschaft beweist sich die Begabung des Einzelnen darin, dass er beide Ziele – das Geld und den Ruhm – versöhnen kann, dass er nicht als brotloses, verkanntes Genie einer Fantasie vom Ruhm die wirtschaftliche Existenz opfert, noch als dopender Sportler oder Drogenhändler Gesundheit und Gewissen dem Erfolg um jeden Preis. In der Moderne muss ich mich verkaufen, wenn ich wirklich in ihr leben will und mich nicht aus ihr in eine Nische zurückziehen (wie es Junkies parasitär, Selbstversorger in einer Landkommune autonom tun). Aber indem ich wirklich mein eigenes Ich zu Geld machen kann und mich dafür nur so weit verbiege, wie ich es verantworten will, wird es wieder ein ehrlicher Austausch. Deprimierend ist vor allem die Erfahrung, dass ich weder genügend Geld noch genügend Ruhm dafür erhalte, darauf zu verzichten, ich selbst zu sein.

Diesem kleinen Exkurs in die Wertewelt wäre noch viel hinzuzufügen, und er wäre dennoch nicht vollständig. Denn was heißt schon »ich selbst«? Wir meinen es zu wissen, wir glauben, dass es uns ein Gefühl sagt, trüglicher als der gestirnte Himmel, aber doch aussagekräftiger als alles, was wir uns anderswo holen könnten. Ich will dieses Thema aufgeben und mich wieder dem Helfen zuwenden – genauer: der Führung zur Selbsthilfe, die mir gerade in der Psychotherapie im Alter so wichtig erscheint, weil doch mit dem Alter die Fantasie wachsender Abhängigkeit, geringerer Fähigkeit zur Autonomie verknüpft ist.

Wer sein materielles Gleichgewicht mit der Umwelt gefunden hat, kann in aller Ruhe ein Ehrenamt pflegen. Dasselbe Ehrenamt kann den Idealisten ausbrennen lassen, wenn dieser sich trotz seines Bemühens nicht von dem Gedanken befreien kann, dass andere für weniger Mühe oder Können mehr Lohn erhalten als er. Wer irgendwann viel Geld verdient hat, kann allemal mehr Gutes bewirken, wenn er ein soziales Interesse entdeckt, als der Bescheidene, der sich nur viel darauf eingebildet hat, dass er mehr an andere denkt als an sich.

Das Problem der Psychotherapie wie der Pflege im Alter scheint mir zu sein, dass es hier zu viele frustrierte Idealisten gibt und zu wenige Unternehmer. Es ist enorm schwierig, Pflegekräfte dazu zu bringen, alte Menschen zu aktivieren, wenn die Institution, in der sie arbeiten, ihnen keinen unternehmerischen

Spielraum und keine Möglichkeiten gibt, die vorhandenen Ressourcen zu nutzen. Dann wird Altenpflege teuer und schlecht und Altenpsychotherapie findet nicht statt, weil die Therapeuten sich von dem Kontrollsystem der Kassenbürokratie gegängelt und in ihren unternehmerischen Möglichkeiten blockiert fühlen.

Es mangelt uns nicht an Wissen und nicht an Mitteln, um die Probleme besser zu handhaben, welche die Zukunft der entwickelten Gesellschaften gefährden. Was wir wissen müssen, um beispielsweise einen schonenden Umgang mit Rohstoffen und ökologischen Systemen zu erreichen, ist längst bekannt – es sieht freilich nicht so aus, dass in Zukunft jeder Bürger ein PS-starkes Automobil über freie Strassen jagen kann.

Ganz ähnlich steht es um die angebliche Verschwörung der Alten. Wir wissen genau, wie ein guter Umgang mit dieser Situation aussieht, wie wir mit den Depressionen und Ängsten des »jungen«, den Verwirrungen des »alten« Alters arbeiten, sie teils heilen, teils lindern können. Nicht Unwissenheit ist unserer Problem, sondern die Verleugnung von Wissen, die Verdrängung von Grenzen, die Angst vor Veränderung.

Literatur

Abraham, K.: Zur Prognose psychoanalytischer Behandlungen im vorgeschrittenen Lebensalter, in: Psychoanalytische Studien II, Frankfurt 1971, S. 262–266 (Erstveröffentlichung 1919)

Bachmann, G. A. / Leiblum, S. R.: Sexuality in Sexagenarian Women, Maturitas 13 (1991), S. 43–50

Baier, B. / Romero, B. / Förstl, H.: Psychopharmakologie und Psychotherapie, in: Maercker, A. (Hg.): Alterspsychotherapie und klinische Gerontopsychologie, Berlin – Heidelberg 2002, S. 126–140

Baltes, P. B. / Mittelstrass, J. (Hg.): Zukunft des Alterns und gesellschaftliche Entwicklung, Berlin 1992

Beauvoir, S. de: Das Alter, Reinbek 1972

Bibring, G. L.: Das Hohe Alter. Passiva und Aktiva, Psyche 23 (1969), S. 262–279

Böhm, E.: Verwirrt nicht die Verwirrten, Bonn 1999

Ders.: Psychobiografisches Pflegemodell nach Böhm, Bd.1 u. Bd. 2, Wien 2001

Ders.: Ist heute Montag oder Dezember? Bonn 1992

Ders.: Pschyr-Rempler oder medi-zynische Böhmerkungen, Wien 2000

Bornemann, E.: Sexualität und Lebensphase, in: Wulf, Ch. (Hg): Lust und Liebe, München 1985, S. 124–131

Coleman, P. G.: Aging and Reminiscent Processes: Social and Clinical Implications, New York 1986

Echter, D.: Lust auf Erfolg. Karrierestrategien für Frauen, Düsseldorf 1994

Dies.: Rituale im Management, München 2003

Erikson, E. H.: Der vollständige Lebenszyklus, Frankfurt 1988

Erikson, E. H. / Erikson, J. M. / Kivnick, H. Q.: Vital Involvement in Old Age: The Experience of Age in Our Time. New York 1986

Förstl, H. (Hrsg.): Lehrbuch der Gerontopsychiatrie, Stuttgart 1997

Frantzen, J.: Die Korrekturen, Reinbek 2002

Freund, A. M.: Die Selbstdefinition alter Menschen, Berlin (Max Planck Institut) 1995

Freud, S.: Gesammelte Werke I – XVII, Frankfurt 1952

Freud, S.: Das Unbehagen in der Kultur, Wien 1930

George, L. K. / Weiler, S. J.: Sexuality in Middle and Late Life. Arch. Gen. Psychiatry, 38 (1981), S. 919–923

Häfner, H.: Psychische Gesundheit im Alter, Stuttgart – New York 1986

Hautzinger, M.: Depression im Alter, Weinheim 2000

Heuft, G. / Kruse, A. / Radebold, H.: Lehrbuch der Gerontopsychosomatik und Alterspsychotherapie, München 2000

Hinze, E.: Übertragung und Gegenübertragung in der psychotherapeutischen Behandlung älterer Patienten in: Psyche 41 (1987), S. 238–253

Hirche, K.: Die Alten kommen. Überlegungen beim Älterwerden, Reinbek 1984

Hirsch, R. D.: Psychotherapie im Alter, Bern 1990

Ders.: Lernen ist immer möglich. Verhaltenstherapie im Alter, München 1999

Hirsch, R. D. u. a. (Hg.): Gerontopsychiatrie im Wandel: vom Defizit zur Kompetenz, Melsungen 1995

Kemper, J.: Was heißt altern? Psychotherapie in der zweiten Lebenshälfte, München 1989

Ders.: Alternde und ihre jüngeren Helfer, München 1990

Krämer, B. (Hg.): Die jungen Alten. Zwischen Arbeit und Rente, Berlin – Bonn 1986

Lehr, U.: Psychologie des Alterns, Heidelberg 1984

Leuzinger-Bohleber, M. / Stuhr, U. (Hg.): Psychoanalysen im Rückblick, Giessen 1997

Luft, H.: Psychoanalyse in reiferen Jahren, in: Psyche 57 (2003), S. 585–611

Maercker, A. (Hg.): Alterspsychotherapie und klinische Gerontopsychologie, Berlin – Heidelberg 2002

Ders.: Posttraumatische Belastungsstörungen und komplizierte Trauer, in: Maercker, A. (Hg.): Alterspsychotherapie und klinische Gerontopsychologie, Berlin – Heidelberg 2002, S. 246–282

Masters, W. / Johnson, V.: Human Sexual Response, Boston 1966

Mills, M. A.: Narrative Identity and Demantia: A Study of Autobiographical Memories and Emotions, Aldershot 1998

Niederfranke, A.: Ältere Frauen in der Auseinandersetzung mit Berufsaufgabe und Partnerverlust, Stuttgart 1991

Orbach, A.: Not Too Late: Psychotherapy and Aging, London 1996

Petzold, H. / Bubolz, E. (Hg.): Psychotherapie mit alten Menschen, Paderborn 1979

Platt, D.: Altersmedizin. Lehrbuch für Klinik und Praxis, Stuttgart 1997

Radebold, H. / Schneider, R.: Der mühselige Aufbruch. Eine Psychoanalyse im Alter, München 2001

Ders.: Psychodynamik und Psychotherapie Älterer, Berlin – Heidelberg 1992

Ders.: Der Gerontopsychiater zwischen Gerontophobie und Gerontophilie, in: Hirsch, R. D. u. a. (Hg.): Gerontopsychiatrie im Wandel: vom Defizit zur Kompetenz, Melsungen 1995

Ders. (Hg.): Altern und Psychoanalyse, Göttingen 1997

Ders.: Abwesende Väter: Folgen der Kriegskindheit in Psychoanalysen, Göttingen 2001

Schachtner, Ch.: Störfall Alter – für ein Recht auf Eigen-Sinn, Frankfurt 1988

Schirrmacher, F.: Das Methusalem-Komplott, München 2004

Schmidbauer, W.: Altern ohne Angst, Reinbek 2000

Ders.: Hilflose Helfer. Über die seelische Problematik der helfenden Berufe. Überarb. Neuaufl., Reinbek 1992

Ders.: Helfersyndrom und Burnoutgefahr, München 2001
Ders.: Persönlichkeit und Menschenführung, München 2004
Ders.: Therapy on Demand, Düsseldorf 2005
Schwob, P.: Großeltern und Enkelkinder. Zur Familiendynamik der Generationsbeziehung, Heidelberg 1988
Settlage, C. F.: Transzendenzerfahrungen im hohen Alter, in: Teising, M. (Hg.): Altern: Äußere Realität, innere Wirklichkeit, Opladen 1998
Teising, M. (Hg.): Altern: Äußere Realität, innere Wirklichkeit, Opladen, 1998
Zeiss, A. M.: Sexuelle Dysfunktionen, in: Maercker, A. (Hg.), Alterspsychotherapie und klinische Gerontopsychologie, Berlin–Heidelberg 2002, S. 196–227

Quellenverzeichnis:

Sigmund Freud, aus: Unbehagen in der Kultur. Gesammelte Werke, Band XIV. © Image Publishing Co., Ltd., London 1948. Alle Rechte vorbehalten S. Fischer Verlag GmbH, Frankfurt/M. (S. 37 + 145).

Helmut Luft. Psychoanalyse in reiferen Jahren, in: © Psyche 57, 2003. (S. 51).

Johannes Kemper. Was heißt altern? Psychotherapie in der zweiten Lebenshälfte. © Rechte liegen beim Autor.

Johannes Kemper. Alternde und ihre jüngeren Helfer, Ernst Reinhard Verlag. © Rechte liegen beim Autor.

Erich Kästner. Die schönsten Klassiker, © Dressler, Hamburg 2003.

Erwin Böhm. Verwirrt nicht die Verwirrten, © Psychiatrie Verlag, Bonn 1999.

Adressen:

Wo Sie Rat und Hilfe finden können:

Deutschland

Internet-Adressen:
www.sozialnetz.de
www. altern-in-wuerde.de
www.dgk.de

E-Mail-Adressen:

deutsche. alzheimer.ges.@t-online.de
info@wohnungsanpassung.de
www.wohnungsanpassung.de

Österreich

www.meduniqa. at
www. austrocare. at

Schweiz

Schweizerische
Alzheimervereinigung
gs@kosch.ch
www.kosch.ch

Bibliografische Information der Deutschen Bibliothek
Die Deutsche Bibliothek verzeichnet diese Publikation in der Deutschen
Nationalbibliografie; detaillierte bibliografische Daten sind im Internet
über http://dnb.ddb.de abrufbar

Kreuz Verlag, Stuttgart
in der Verlagsgruppe Dornier GmbH
Postfach 80 06 69, 70506 Stuttgart

www.kreuzverlag.de
www.verlagsgruppe-dornier.de

ISBN 3-7831-2509-X

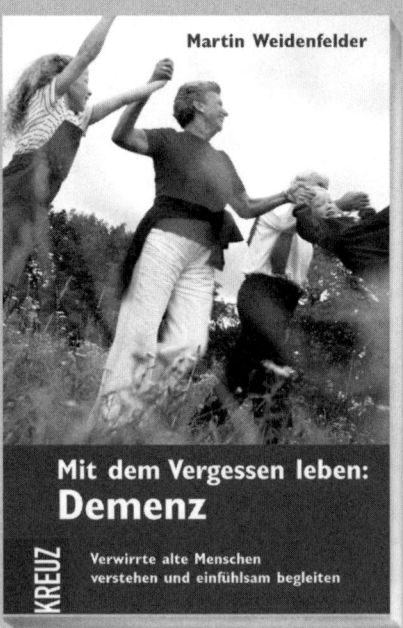

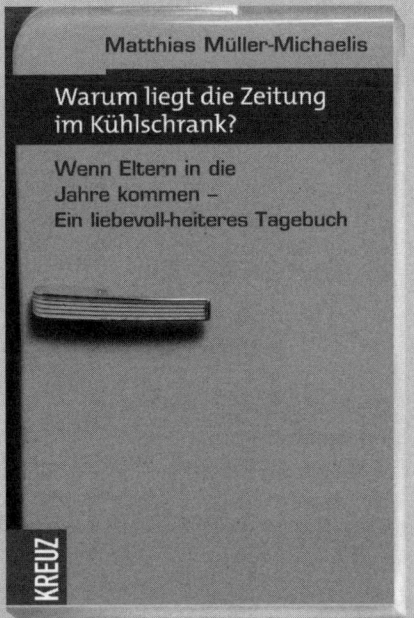

Erste Hilfe für die Helfer

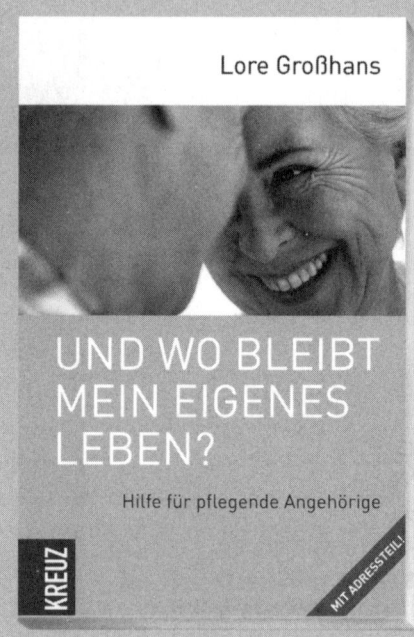

Lore Großhans

UND WO BLEIBT
MEIN EIGENES
LEBEN?

Hilfe für pflegende Angehörige

KREUZ

MIT ADRESSTEIL!

Lore Großhans
**Und wo bleibt
mein eigenes Leben?**
Hilfe für pflegende
Angehörige
160 Seiten, Paperback
ISBN 3-7831-2310-0

Kann, darf man es sich leicht(er) machen? Die Pflege eines
Demenzkranken verändert das Leben der Angehörigen radikal:
Partnerschaften und Familien werden auf eine harte Probe
gestellt, körperliche und seelische Erschöpfung stellen sich ein,
soziale Kontakte sind kaum mehr möglich. Jeder Mensch durch-
lebt die schwierige Zeit der Pflegeaufgaben anders. Es gibt kein
Richtig oder Falsch, kein Zuviel oder Zuwenig. Sicher ist aber eines:
Dass es in dem Spannungsfeld zwischen totaler Selbstaufgabe
und eigenbestimmtem Leben Wege gibt und tragbare Brücken,
die vor dem Absturz schützen. Dieses Buch kann eine solche
Brücke sein.

In allen Buchhandlungen erhältlich.
www.kreuzverlag.de

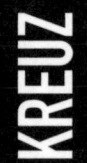

KREUZ